呼吸系统
传染病防治百科问答

郑　涛　主编

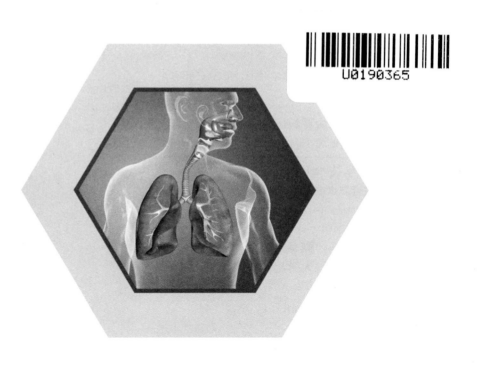

中国科学技术大学出版社

内 容 简 介

本书从呼吸系统传染病防治的相关知识点出发，较为全面地回答了呼吸系统病毒本身、传播的途径、作用的原理、预防和治疗、疫苗接种及心理建设等方面的相关问题。结合生活中遇到的自我防治的问题，以科普问答的方式，将人们最关心的问题娓娓道来，较晦涩的医学知识来说更有助于读者的理解和接受。

本书是一本适合大众阅读的科普读物，权威性、指导性、可操作性强。通过本书对呼吸系统传染病防治相关知识的梳理，读者可以更好地在工作、生活中预防疾病，保持身心健康。

图书在版编目(CIP)数据

呼吸系统传染病防治百科问答/郑涛主编. —合肥：中国科学技术大学出版社，2021.8

ISBN 978-7-312-05258-3

Ⅰ.呼… Ⅱ.郑… Ⅲ.呼吸系统疾病—防治—问题解答 Ⅳ.R56-44

中国版本图书馆 CIP 数据核字(2021)第 144548 号

呼吸系统传染病防治百科问答

HUXI XITONG CHUANRANBING FANGZHI BAIKE WENDA

出版	中国科学技术大学出版社
	安徽省合肥市金寨路 96 号,230026
	http://press. ustc. edu. cn
	http://zgkxjsdxcbs. tmall. com
印刷	合肥市宏基印刷有限公司
发行	中国科学技术大学出版社
经销	全国新华书店
开本	700 mm×1000 mm　1/16
印张	10
字数	154 千
版次	2021 年 8 月第 1 版
印次	2021 年 8 月第 1 次印刷
定价	48.00 元

编　委　会

主编　郑　涛

编委　方雪晖　方浩徽　丁宏萍

　　　　周　莹　牛　华　原洪旭

　　　　汪　睿　李丹辉　占中扎

序

呼吸系统是人进行体内外气体交换的系统,由鼻腔、咽、喉、气管、支气管、肺等组成,它直接和外界相通,常常会受到很多有害物质的侵害。本书从呼吸系统传染病防治的相关知识点出发,较为全面地回答了呼吸系统病毒本身、传播的途径、作用的原理、预防和治疗、疫苗接种及心理建设等方面的相关问题。尤其是在新冠疫情防控常态化的新环境下,对呼吸系统传染病相关知识进行梳理,对于我们这个职业来说是十分重要的。读者掌握这些知识,可以保持身心健康,更好地指导日常工作和生活起居等。

本书由安徽省卫生健康委员会科研课题"新型冠状病毒感染肺炎防控医护人员多维度评价系统研究"项目负责人郑涛主任发起并主编,参与编写本书的作者们有的是曾支援武汉、身处抗疫一线的医务工作者,有的是安徽省疫情防控专家组的成员,还有的是新冠疫情相关课题研究团队的成员。本书内容丰富,通俗易懂,是可以经常翻阅的口袋书。

2021 年 2 月

目　　录

七、疫情防控法律知识 ·· （105）

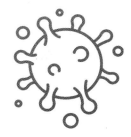

一、病毒相关知识

1. 什么是呼吸道传染病？

　　病原体从呼吸道侵入、传播、感染而引起的有传染性的疾病叫作呼吸道传染病。呼吸道是指人体从鼻子吸入氧气和从肺呼出二氧化碳的通道，包括鼻腔、咽、喉、气管、支气管、细支气管等。医学上将鼻腔、咽、喉归为上呼吸道，气管、支气管归为下呼吸道。呼吸道与外部相通，受各种病原体侵袭的机会较多。由呼吸道进入的病原体，其原始寄生部位通常为呼吸道黏膜及肺。

2. 引起呼吸道传染病的病原体有哪些？

　　主要包括病毒、致病菌和支原体、衣原体等。

　　病毒主要包括流感和副流感病毒、呼吸道合胞病毒、腺病毒、鼻病毒、冠状病毒、埃可病毒、新型肠道病毒、单纯疱疹病毒、水痘-带状疱疹病毒、流行性腮腺炎病毒、风疹病毒、麻风病毒、天花病毒等。致病菌主要包括百日咳鲍特菌、白喉棒状杆菌、乙型溶血性链球菌等。此外，还有肺炎支原体、肺炎衣原体、立克次体及军团菌等病原体。

3. 呼吸道传染病一般怎样传播？

呼吸道传染病的病原体主要通过空气飞沫、尘埃传播，少数传染病（如天花、白喉、猩红热等）亦可通过直接接触而感染。传染源主要是病人和病原携带者。病人或病原携带者在呼吸、咳嗽、打喷嚏时将带有细菌或病毒的呼吸道分泌物散布到空气中，易感的人通过呼吸吸入或接触等方式感染后，经过一定时间的潜伏期就会发病。对无论是由病毒引起的还是由细菌引起的急性呼吸道感染来说，预防都至关重要。

4. 感染呼吸道病毒后的症状有哪些？

（1）普通感冒型上呼吸道感染：主要发病季节在夏末秋初，可持续至次年春天。症状为咽部不适或咽痛，继之流涕、鼻塞、喷嚏、咳嗽、肢体酸痛、乏力、头痛，有时伴有不同程度的发热，血白细胞计数多呈减少或正常，病程一般 3～7 天，但亦可持续数周，多能自愈。

（2）咽炎型上呼吸道感染：主要症状为咽痛，并出现流涕、鼻塞、头痛、咳嗽和全身不适，咽红肿，扁桃体淋巴增殖，可有少许渗出物，下颌淋巴结常有肿大并有触痛，血白细胞计数偏低或正常，病程一般 3～7 天，多能自愈。

5. 什么是流感？

流感是由流感病毒引起的急性呼吸道传染病。

6. 什么是流感病毒？

流感病毒分为甲、乙、丙三型，其中甲型流感病毒易发生变异，包括亚型内的变异（即抗原漂移）和新亚型的出现或旧亚型的重现（即抗原转变）。由于流感病毒会不时衍生新品种，因此，流感疫苗必须定期重新调配，以确保成效。

7. 流感在什么季节流行？

我国北方地区季节性流感多在冬季高发，而南方地区四季都有病例发生，夏季和冬季会出现流行高峰。

8. 甲型流感病毒为何容易引起大流行?

主要原因是甲型流感病毒容易发生抗原变异。构成刺突血凝素(HA)、神经氨酸酶(NA)的大部分或全部氨基酸均可发生改变,出现抗原性完全不同的新亚型。变异由量变积累为质变。当新的流感病毒亚型出现时,人群普遍对其缺乏免疫力,因而容易引起大流行,甚至世界范围的大流行。

9. 为何流感大流行是一项重大的威胁?

流感大流行发生后,人群普遍缺乏相应免疫力,流感传播速度快,波及范围广,发病率和病死率高。

10. 流感可怕吗? 和普通感冒有什么不一样?

流感不同于普通感冒,它是由流感病毒引起的一种急性呼吸道传染病,具有很强的传染性,季节性强,在短期内,可在一定范围的人群内暴发,症状相对比较严重,可导致头疼、咳嗽、发热、浑身发冷,也可引起呕吐、腹泻,甚至会出现高热,严重者可能会出现肺炎、呼吸衰竭导致死亡。而普通感冒是由鼻病毒等引起的,症状较轻,传染性也不大,没有季节性。

流感一般表现为起病急,轻症常与普通感冒相似,但其发热和全身症状更明显。流感的症状、体征缺乏"个性",易与其他上呼吸道感染相混淆。目前流感确诊检测方法包括病毒核酸检测、病毒分离培养等。

全体人群对流感普遍易感。流感病毒容易变异,即使是患过流感的人,再次遇上流感流行,仍然会感染。所以流感"变异不止,流行不止",它主要通过飞沫传播,也可以通过口腔、鼻腔、眼睛等黏膜直接或间接接触传播。孕妇、婴幼儿、老年人和慢性基础疾病患者等高危人群,患流感后出现严重疾病和死亡的风险较高。

11. 流感的临床表现有哪些?

流感病毒主要侵入呼吸道,但其毒素对全身器官有广泛的毒性作用,临床上有发热、全身酸痛、咽痛、咳嗽与白细胞减少等症状。少数情况下,病毒也可能进入血液累及全身而引起呼吸道以外的病理改变和临床征候。体弱多病者易发生流感病毒性肺炎或继发感染而死亡。

12. 流感的传染源有哪些？

流感的传染源主要是病人和隐性感染者，传染期为 1 周。隐性感染者虽然没有表现出临床症状，但仍能在短期内排毒，可视为传染源。

13. 流感的传播途径有哪些？

流感以空气、飞沫直接传播为主，也可通过被病毒污染的物品间接传播。人接触了带有流感病毒的物品（如食具、茶具、玩具等）后，再接触自己的口鼻，就可能感染病毒。

14. 流感的人群易感性有哪些？

人群对流感普遍易感，病后有一定的免疫力，对同型病毒的免疫力可维持较长时间，对同一亚型的变种间也有交叉免疫力，但维持的时间不长。因为流感病毒亚型内部经常会发生小幅度变异，即"抗原漂移"，人对变异后的病毒仍然易感。

15. 流感的预防措施有哪些？

流感全年均可发病，以冬春多见。隔离病人是减少传播的有效途径，隔离期为 1 周。流行期间应尽量避免公共集会，注意室内通风。流感可通过疫苗预防，常用的疫苗有减毒疫苗和灭活疫苗，每年应加强免疫一次，常用于体弱、老幼、多病者。

16. 禽流感会感染人吗？

由于种属屏障，禽流感病毒只在偶然的情况下可以感染人，既往已确认能感染人的禽流感病毒有 H5N1、H9N2、H7N2、H7N3、H7N7、H5N2、H10N7，症状表现各不相同，可表现为呼吸道症状、结膜炎，甚至导致死亡。人感染高致病性 H5N1 禽流感病毒后常表现为高热和呼吸道症状，往往很快发展成肺炎，继而导致急性呼吸窘迫综合征和全身器官衰竭，甚至死亡。

17. 什么是 H7N9 禽流感病毒？

目前已经确认能感染人的禽流感病毒有 135 种，而禽类（特别是水禽）是禽流感病毒的自然宿主。H7N9 禽流感病毒是甲型流感病毒中的一种，既往仅在禽间发现,在荷兰、日本及美国等地曾发生过禽间暴发疫情,但未发现过人的感染情况。近几年在我国多地区发现人感染 H7N9 禽流感病毒的相关病例。

18. 人是怎样感染禽流感病毒的?

人感染禽流感病毒的主要途径是接触病禽,即病毒通过病禽的分泌物或排泄物经空气、飞沫传播于人。

19. 人感染禽流感后常见的临床表现有哪些?

人感染禽流感后潜伏期一般在 7 天以内。早期症状与普通流感非常相似,主要表现为发热、流涕、鼻塞、咳嗽、咽痛、头痛、全身不适,部分患者可有恶心、腹痛、腹泻等消化道症状,少数患者可见眼结膜炎。大多数患者病程短、恢复快、愈后良好且不留后遗症,但少数患者特别是年龄较大、治疗不及时的患者病情会迅速发展成进行性肺炎、急性呼吸窘迫综合征,如不及时治疗,会导致死亡。

20. 什么是巨细胞病毒?

巨细胞病毒是一种疱疹病毒组 DNA 病毒。其特征性病变是感染的细胞肿大,并具有巨大的核内包涵体。巨细胞病毒分布广泛,其他动物也可遭受感染,从轻微无症状感染直到严重缺陷或死亡。该病毒对宿主有高度的种特异性,人巨细胞病毒只能感染人,及在人纤维细胞中增殖。

21. 哪些人容易感染巨细胞病毒性肺炎?

人群对巨细胞病毒普遍易感,但大多数为无症状的隐性感染。巨细胞病毒性肺炎多发生在有免疫抑制的宿主身上,比如患有恶性肿瘤,接受骨髓和器官移植,接收大量免疫抑制剂、细胞毒药物及放射治疗,患有艾滋病等免疫功能低下的人群。婴儿或免疫功能低下者,可引起严重的病毒性肺炎而导致死亡。

22. 巨细胞病毒的传播途径有哪些?

(1)垂直传播:在妊娠期,巨细胞病毒可通过胎盘传播给胎儿,是宫内感染最常见的病毒之一。

(2)水平传播:可通过接触患者的唾液、尿液、精液、血液、乳汁、粪便、子宫颈和阴道分泌物而感染。

（3）医源性感染：可通过输血、器官移植、体外循环和心脏手术等传播并发生感染。

23. 巨细胞病毒性肺炎的临床表现有哪些？

发热、咳嗽、呼吸困难、活动力下降，严重者可出现急性呼吸窘迫综合征。

24. 巨细胞病毒性肺炎的诊断标准是什么？

（1）发热，体温超过 38 ℃，持续 3 天以上。

（2）咳嗽、少痰、呼吸困难及低氧血症进行性加重。

（3）胸部 CT 呈间质性肺炎表现合并微小结节和（或）气腔实变。

（4）实验室检查巨细胞病毒免疫球蛋白 M（IgM）阳性或每毫升血液里巨细胞病毒 DNA 含量大于等于 6.0×10^2，排除其他原因后可诊断为该病。

25. 巨细胞病毒性肺炎的影像学表现有哪些？

（1）90％的患者可出现双肺多发、片状或弥漫分布磨玻璃影，边界不清，累及至少 2 个肺野，下肺较明显。

（2）60％以上患者可出现多发性小结节，直径小于 10 mm，以 1～5 mm 者居多，边缘光滑或不规则，多位于两肺下野的中内带。

（3）气腔样实变发生率大于 50％，下肺多见，范围大小不等，多呈小叶或亚段分布，也可呈肺段分布，其内见空气支气管征。

（4）其他表现包括小叶间隔增厚、少量胸腔积液、胸膜增厚等，一般无肺门及纵隔淋巴结肿大。

上述 CT 表现多合并存在，其中以磨玻璃影合并微小结节和气腔实变较为多见。

26. 什么是鼻病毒？

鼻病毒属是小 RNA 病毒科的 4 个属之一，为无包膜、二十面体对称的小病毒，直径仅为 28～34 nm。病毒颗粒由单链 RNA 基因组和蛋白质外壳组成。基因组为单正链 RNA，全长约 7.2 kb。它转录成一个多顺反子信使 RNA，后者经翻译后修饰,翻译成 4 种病毒结构蛋白。这类病毒特别适合在鼻腔中生长,故称为"鼻病毒"。鼻病毒不能在 35～37 ℃复制,33～35 ℃最适合其复制,并且对 pH 3.0 敏感,这些特点可与肠道病毒相区别。鼻病毒一般比较稳定,并对氯仿、乙醚、70％的酒精、5％的苯酚以及大多数去污剂都能耐受。

27. 什么是麻疹病毒?

麻疹病毒属副黏液病毒科,为单股负链 RNA 病毒。直径为 100～250 nm,衣壳外有囊膜,囊膜有血凝素(HL),有溶血作用。麻疹病毒有 6 种结构蛋白;在前驱期和出疹期内,可在鼻分泌物、血和尿中分离到麻疹病毒。麻疹病毒只有 1 个血清型,抗原性稳定。麻疹病毒抵抗力不强,对干燥、日光、高温均敏感,紫外线、过氧乙酸、甲醛、乳酸和乙醚等对麻疹病毒均有杀灭作用,但其在低温中能长期存活。

28. 什么是水痘? 水痘的临床表现有哪些?

水痘是由水痘-带状疱疹病毒引起的一种传染性很强的出疹性急性传染病。

水痘的潜伏期为 10～23 天,分为潜伏期和出疹期。水痘起病较急,可有发热、倦怠、食欲减退等全身症状。一般 1～2 天内发疹。皮疹首先见于躯干,为直径 3～5 mm 的红色斑丘疹,12～24 小时经丘疹发展成为水疱疹。皮疹一般成批出现,有免疫缺陷的人患此症时症状较严重,常有继发细菌感染及各种并发症,如肺炎、水痘脑炎、水痘肝炎等。疱疹经 2～3 天后干燥结痂,痂脱而愈,一般不留疤痕。在发病 3～5 天内,皮疹陆续分批发生,故同时可见丘疹、水疱、结痂等不同时期的皮损。水痘呈自限性,病程 2～3 周。

29. 水痘的传染源有哪些?

患者为主要传染源,从发病前 1 天到全部皮疹干燥结痂期间均有传染性。

30. 水痘的传播途径有哪些?

主要通过飞沫经呼吸道传染,接触被病毒污染的尘土、衣服、用具等也可能被传染。

31. 哪些人容易感染水痘?

人群普遍易感。常见于 2～10 岁的儿童,一次发病可终身获得较高的免疫力。

32. 什么是传染性非典型肺炎？

传染性非典型肺炎(SARS)是由 SARS 冠状病毒(SARS-CoV)引起的一种具有明显传染性、可累及多个脏器系统的特殊肺炎,世界卫生组织(简称世卫组织)将其命名为严重急性呼吸综合征(Severe Acute Respiratory Syndrome,简称SARS)。临床上以发热、乏力、头痛、肌肉关节酸痛等全身症状为首发症状,随后出现干咳、胸闷、呼吸困难等呼吸道症状,严重者可导致急性低氧性呼吸衰竭,并可迅速发展成为急性呼吸窘迫综合征(ARDS)。SARS 已被列入《中华人民共和国传染病防治法》规定的乙类传染病进行管理,是需要重点防治的重大传染病之一。

33. 什么是新型冠状病毒？什么是新型冠状病毒肺炎？

冠状病毒为 RNA 病毒,是自然界广泛存在的一大类病毒,是人畜共患病毒的一大家族,可以感染人、鼠、猪、猫、犬、蝙蝠与禽类脊椎动物。到目前为止,大约有17 种不同冠状病毒株被发现,除 2019 年引起病毒性肺炎的新型冠状病毒外,共发现 6 种感染人的病毒。其中 4 种能引起常见的人类感染,但致病性低,一般仅引起类似普通感冒的轻微呼吸道症状,另外 2 种冠状病毒即严重急性呼吸综合征(SARS)冠状病毒和中东呼吸综合征(MERS)冠状病毒,可引起严重的呼吸系统疾病。据世卫组织与我国专家研究确认,发生新型冠状病毒肺炎的传染源为第 7 种感染人的冠状病毒,暂称为新型冠状病毒。国际病毒学分类委员会将冠状病毒科分为 4 个属,即 α,β,γ 和 δ 属,此次新型冠状病毒属于 β 冠状病毒属 Sarbe 亚属,有包膜,颗粒呈圆形或椭圆形,常为多形性,直径为 60～140 nm,其基因特征与严重急性呼吸综合征冠状病毒(SARS-CoV)、中东呼吸综合征冠状病毒(MERS-CoV)皆有明显区别。

由新型冠状病毒引起的以肺炎为主要表现的疾病称为新型冠状病毒肺炎。经国务院批准,2020 年 1 月 20 日,该疾病被列入《中华人民共和国传染病防治法》规定的乙类传染病,并对其采取甲类传染病的预防、控制措施。

34. 新型冠状病毒为什么会流行？

2019 年引起流行的冠状病毒为一种变异的新型冠状病毒(β 属),世卫组织将其命名为 2019-nCoV。2020 年 1 月 10 日,第一例 2019-nCoV 基因组测序完成,之后相继有5个样本的病毒基因组序列公布。由于冠状病毒发生抗原性变异产生了新型冠状病毒,人群缺少对变异病毒株的免疫力,所以导致新型冠状病毒肺炎的流行。

35. 哪些人容易感染新型冠状病毒?

目前各年龄段均有发病者,人群普遍易感。新型冠状病毒肺炎在免疫功能低下和免疫功能正常的人群中均可发生,与接触病毒的量有一定关系。如果一次接触大量病毒,即使免疫功能正常,也可能患病。对于免疫功能低下的人群,例如老年人、孕产妇或存在肝肾功能障碍人群,病情进展相对更快,严重程度更高。

是否感染主要取决于接触机会的多少,而并不完全取决于人群免疫能力的高低。儿童接触病毒的机会少,感染的概率低;而同样的接触机会,老年人、有慢性病的人以及抵抗力差的人感染概率更大。

36. 新型冠状病毒的传播途径有哪些?

新型冠状病毒的主要传播途径是经飞沫传播、接触传播(包括手污染导致的自我接种)以及不同大小的呼吸道气溶胶近距离传播。在阻断传播途径时,应有针对性地重点采取飞沫预防和接触预防措施。

37. 新型冠状病毒肺炎的感染源是什么?

基于目前对新型冠状病毒肺炎的认识,传染源主要是新型冠状病毒感染的患者,无症状感染者也可能成为传染源。无症状感染者本身没有明显的临床表现,如发热、乏力及其他肺炎表现等,但核酸检测结果为阳性。这部分人带有病毒,可能是传染源,也可能会造成传播,但是从目前的情况来看,病毒量的多少和病情轻重是有一定相关性的,无症状感染者病情偏轻,排出的病毒量会比较少,因此在传播能力上较重病患者弱。但因为无症状感染者没有明显临床表现,给防控带来了难度。

38. 新型冠状病毒在体外环境能存活多久?

研究发现,新型冠状病毒在门把手、电梯按钮等光滑的物体表面,可存活数小时。如温度、湿度合适,可能存活数天。所以,日常勤洗手非常重要。

39. 新型冠状病毒肺炎的主要临床症状有哪些?

基于目前的流行病学调查,新型冠状病毒肺炎的潜伏期为 1～14 天,多为 3～7 天。以发热、乏力、干咳为主要表现,少数病例伴有鼻塞、流涕、咽痛和腹泻等症状。无症状感染者感染之后无明显临床表现,仅在呼吸道等标本中检测到新型冠状病毒。轻型患者仅有低热、干咳及轻微乏力等症状,无肺炎表现。重症患者早期症状为发热、咳嗽及逐渐加重的乏力,发展到肺炎,甚至重症肺炎,严重者有呼吸加快、呼吸窘迫、呼吸衰竭、代谢性酸中毒、多脏器损害等情况。也有以轻度纳差(即食量减少)、乏力、精神差、恶心呕吐、腹泻等症状为首发表现;以神经系统症状为首发表现,如头痛;以心血管系统症状为首发表现,如心慌、胸闷等;以眼科症状为首发表现,如结膜炎。在临床中,应重点与流感、腺病毒感染、呼吸合胞病毒感染等已知病毒感染相区别,与肺炎支原体感染等相区别。

40. 新型冠状病毒肺炎的影像学特点是什么?

新型冠状病毒肺炎的影像学表现和其他病毒性肺炎相类似。病变早期胸部 X 线检查多无异常发现。临床普通型患者可表现为两肺野外带胸膜下局限性小斑片状阴影;重症患者双肺多发渗出、实变,病灶融合,呈大片状,可伴有少量胸腔积液。

目前,国内外对新型冠状病毒肺炎影像学的分期尚无统一标准,多篇指南和建议指出,可粗略分为早期、进展期、重症期、吸收期(消散期)。早期呈现多发小斑片影及间质改变,以肺外带为明显;进而发展为双肺多发磨玻璃影、浸润影,严重者可出现肺实变,胸腔积液少见。

新型冠状病毒肺炎的主要 CT 特征:① 单发或双肺多发,斑片状或节段性肺磨玻璃密度影为主,其内纹理可呈网格索条状增粗影(呈"铺路石"征);② 沿支气管束或背侧、肺底胸膜下分布为主,空气支气管征合并或不合并小叶间隔增厚,部分实变,少数叶间胸膜增厚;③ 极少数合并少量胸腔积液、心包积液或淋巴结肿大。

儿童新型冠状病毒肺炎的主要 CT 特征:① 肺部病变多数相对局限,少见"反蝶翼"征;② 肺部磨玻璃影相对较小、淡薄,合并"铺路石"征亦少;③ 肺部病变部分呈现类支气管肺炎改变。

41. 现在能快速检测确定是否感染新型冠状病毒吗?

在符合疑似病例标准的基础上,对痰液、咽拭子、下呼吸道分泌物等标本进行实时荧光 RT-PCR 检测到 2019-nCoV 核酸阳性,就可确诊。

42. 如何检测新型冠状病毒?

(1)标本选择:根据国家卫生健康委员会(简称国家卫健委)发布的《新冠病毒样本采集和检测技术指南》要求,新型冠状病毒感染的病例应根据临床实际情况选择不同类型的标本。每个病例必须采集急性期呼吸道标本(包括上呼吸道标本或下呼吸道标本),重症病例优先采集下呼吸道标本;根据临床需要可留取粪便标本、全血标本、血清标本和尿标本。

(2)检测方式:① 病原学检测:采用实时荧光 RT-PCR 方法在鼻咽拭子、痰和其他下呼吸道分泌物、血液、粪便、尿液等标本中检测新型冠状病毒核酸。检测下呼吸道标本(痰或气道抽取物)更加准确。核酸检测会受到病程、标本采集、检测过程、检测试剂等因素的影响,为提高检测阳性率,应规范采集标本,标本采集后尽快送检。② 血清学检测:新型冠状病毒特异性 IgM 抗体、IgG 抗体阳性,发病 1 周内阳性率均较低。试剂本身阳性判断值原因,或者体内存在干扰物质(类风湿因子、嗜异性抗体、补体、溶菌酶等),或者标本原因(标本溶血、标本被细菌污染、标本贮存时间过长、标本凝固不全等),抗体检测可能会出现假阳性。一般不单独以血清学检测作为诊断依据,需结合流行病学史、临床表现和基础疾病等情况进行综合判断。③ 血清抗体检测:用作新型冠状病毒核酸检测阴性的补充检测,对临床怀疑新型冠状病毒肺炎且核酸检测阴性的患者和病情处于恢复期且核酸检测阴性的患者,可与核酸检测协同使用。

43. 新型冠状病毒核酸检测与血清学抗体检测有何不同?

判断人体内是否感染了新型冠状病毒,有 2 种常用的实验室检测方法:一是核酸检测,二是血清学抗体检测。

(1)核酸检测主要检测鼻咽拭子、咽拭子、痰液等标本中是否有新型冠状病毒核酸,检测结果阳性代表感染了新型冠状病毒。通过核酸检测筛查新型冠状病毒感染者,是实现"早发现"和"早诊断"最重要的手段和措施,有助于后续尽早给予治疗和干预,减少重症和死亡。人群核酸检测能协助判定疫情规模和流行阶段,同时可用于判断传染性的大小和作为解除隔离的依据。

(2)血清学抗体检测主要检测血清中针对新型冠状病毒的特异性抗体,即人体在感染新型冠状病毒后产生的具有免疫功能的蛋白质。在感染的不同时期,出现的抗体类型不同,所以血清学抗体检测主要用于判断既往感染、恢复期诊断、流行病学回顾性调查以及疫苗效果评估等。抗体检测阳性提示被检查者处在恢复期,或曾经感染过,或接种过疫苗,需要结合核酸检测结果作出综合分析。目前,对新型冠状病毒肺炎的诊断治疗已有标准化技术方案,检查结果出来后需及时咨询专科医生。

44. 流感和新冠疫情会叠加流行吗?

每年秋冬季,中国疾病预防控制中心都会发布《中国流感疫苗预防接种技术指南》,但是在 2020 年发布时间比往年提前了 36 天,指出今冬明春可能会出现新冠疫情和流感等呼吸道传染病叠加流行的情况。

据世卫组织报告,流感每年可导致 5％～10％的成年人、20％～30％的儿童发病,其中重症病例 300 万～500 万人,死亡病例 29 万～65 万人。

新冠疫情让一切变得不同寻常,流感叠加新冠疫情,是我们最担心的,因为今天我们仍然处于疫情时期。王辰、张文宏等多位医学专家在多个场合提醒大家接种流感疫苗,避免新冠、流感双重感染。接种流感疫苗既能减轻民众对疾病的恐慌,也能减少流感相关疾病带来的危害及对医疗资源的占用。

45. 哪些消毒方法可有效杀灭新型冠状病毒?

新型冠状病毒属于 β 属冠状病毒,对热和紫外线敏感,在 56 ℃下 3 分钟可灭活。常见的消毒剂如乙醚、75％的乙醇、含氯消毒剂、含溴消毒剂、过氧乙酸和氯仿等脂溶剂均可有效灭活病毒。氯己定不能有效灭活新型冠状病毒。

46. 冠状病毒体积很小,戴口罩能挡住吗?

戴口罩有用。因为口罩的作用是阻挡病毒传播的载体,而非直接挡住病毒。常见的呼吸道病毒的传播方式包括 2 种:近距离的密切接触和远距离的气溶胶传播。一般我们能接触到的气溶胶就是患者的飞沫。合理佩戴口罩,可有效挡住飞沫,也就能阻断病毒直接进入人体内。

需要提醒大家的是,不一定非要戴 KN95 口罩或 N95 口罩,一般的医用外科口罩也可阻挡大部分粘在飞沫上的病毒进入呼吸道。

47. 新型冠状病毒会通过皮肤侵入人体吗?

病毒主要从黏膜侵入,如口腔、鼻腔和眼部。科学试验证明,新型冠状病毒不会通过皮肤传播。只要保证正确的洗手方法,养成勤洗手的习惯,是可以避免病毒传播的。

48. 新型冠状病毒会在头发上滞留吗?

一般情况下,外出回家后不需要特意洗头或消毒。目前研究显示,病毒对外部环境中的紫外线和热比较敏感。在室外,头发粘到高浓度同时有活病毒的飞沫可能性非常低,保持头发日常清洁即可。

49. 新型冠状病毒会通过衣服传播吗?

一般情况下,病毒通过污染衣物感染人的概率是极低的。如果不是去过特定场所,如去医院探视过病人或接触过可疑症状的人,则不需要对衣物进行专门消毒。

50. 地铁票会传播新型冠状病毒吗?

目前,新型冠状病毒肺炎的传播方式仍以飞沫和接触传播为主。虽然循环使用的地铁票沾染病毒的概率非常低,但为了避免可能的接触,推荐使用个人公交卡或手机支付,乘坐地铁等交通工具后要及时洗手。

51. 什么是飞沫传播?

飞沫一般是指直径大于 5 μm 的含水颗粒,可以通过一定的距离(一般为 1 米)进入易感者的黏膜表面。飞沫传播是病原体随着咳嗽、喷嚏或说话时喷出的微细唾沫离开传染源,再被易感者吸入体内的一种传播途径和方式。

飞沫的产生:① 咳嗽、打喷嚏或说话时;② 实施呼吸道侵入性操作时,如吸痰或气管插管、翻身、拍背等刺激咳嗽的过程中和心肺复苏时等。

52. 什么是接触传播?

接触传播包括直接接触传播和间接接触传播:

（1）直接接触传播指的是病原体通过黏膜或皮肤的传播。

① 血液或带血体液经黏膜或破损的皮肤进入人体。

② 直接接触含某种病原体的分泌物引起传播。

（2）间接接触传播指的是病原体通过污染的物体或人的传播。

53. 什么是粪-口传播？

粪-口传播，是指细菌、病毒通过大便排出体外污染环境，然后又进入人体呼吸道以及消化道感染人。"病从口入"就是对粪-口传播的通俗说法。粪-口传播的传染病较多，有霍乱、手足口病等。国家卫健委组织专家进行研究，结果显示部分省市报告在新型冠状病毒肺炎确诊病例粪便标本的核酸检测结果为阳性，提示存在粪-口传播的可能性，但还不能确定进食病毒污染的食物会引起感染和传播。当前防控工作已经充分考虑粪-口途径传播的风险，在国家卫健委印发的《新型冠状病毒肺炎防控方案》中，对实验室检测、密切接触者管理、特定人群防护及特定场所消毒等内容，提出了相应措施和要求。对于公众，尤其是餐饮从业人员，要养成良好的个人卫生习惯，保持手卫生，饭前便后、接触容易污染的物品后要洗手。

54. 什么是密切接触者？

密切接触者是指与病例（观察和确诊病例）发病后有如下接触情形之一者：

（1）与病例共同居住、学习、工作或有其他密切接触的人员；

（2）诊疗、护理、探视病例时未采取有效防护措施的医护人员、家属或其他与病例有类似近距离接触的人员；

（3）病例同病室的其他患者及陪护人员；

（4）与病例乘坐同一交通工具并有近距离接触的人员；

（5）现场调查人员调查后经评估认为符合条件的人员。

55. 什么是气溶胶传播？

气溶胶传播是指飞沫在空气悬浮过程中失去水分而剩下的蛋白质和病原体组成的核，形成飞沫核，可以通过气溶胶的形式漂浮至远处，造成远距离的传播。

56. 如何防范气溶胶传播？

在相对封闭的环境中，长时间暴露于高浓度气溶胶情况下，存在经气溶胶传播的可能,但不是主要传播方式。这也提醒医护人员和研究人员,在一些特殊环境下工作应注意采取空气隔离的防护措施。但普通公众对此不必过于担心,在家常开窗通风即可。

57. 空气中是否有新型冠状病毒?还能开窗通风吗?

飞沫传播的距离很短,且不会在空气中长期漂浮。如果不是在密闭空间里,通风可以使呼吸道飞沫在空气中形成的病毒浓度降低,所以建议每天至少 2 次开窗通风。这是降低感染风险的有效措施之一,但开窗通风的同时也须注意保暖。

58. 医护人员乘坐交通工具回家会不会把病毒带出医院?

从科学角度来说,即使是在隔离病房工作的医护人员,也都是按照要求,经过科学防护才进入病房开展工作的。医护人员在工作时都会穿着工作服,离院时会更换衣物、清洁身体。救护新冠肺炎病例的医护还会加穿防护服,经过严格的消毒措施,并采取院感防控手段。因此,医护人员离开病房和医院时是不会携带病毒的。医护人员为抗击疫情日夜奋战在一线,希望每一位医护人员都能被尊重、被善待。

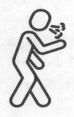

二、预防相关知识

59. 如何预防冬春季呼吸道传染病?

（1）勤洗手。使用肥皂或洗手液并用流动水洗手，不用污浊的毛巾擦手。双手接触呼吸道分泌物后（如打喷嚏后）应立即洗手。

（2）保持良好的呼吸道卫生习惯。咳嗽或打喷嚏时，用纸巾、毛巾等遮住口鼻，咳嗽或打喷嚏后洗手，避免用手触摸眼、鼻、口。

（3）增强体质和免疫力。均衡饮食、适量运动、作息规律，避免过度疲劳。

（4）保持环境清洁和通风。每天开窗通风数次，保持室内空气新鲜。

（5）尽量减少到人群密集场所活动，避免接触呼吸道感染患者。

（6）出现呼吸道感染症状，如咳嗽、流涕、发热等，应居家休息，及早就医。

60. 什么是呼吸卫生/咳嗽礼仪?

呼吸卫生/咳嗽礼仪是指预防呼吸道传染性疾病传播而采取的一组措施，包括患者佩戴医用外科口罩、在咳嗽或打喷嚏时用纸巾盖住口鼻、接触呼吸道分泌物后实施手卫生，并与其他人保持 1 米以上距离等。

61. 咳嗽礼仪的核心措施包括哪些？

对于经呼吸道传播的疾病，患者打喷嚏、咳嗽时产生的感染性飞沫是疾病传播的重要载体，患者佩戴医用外科口罩是简单、有效、经济的减少周围环境污染的方式。因此，在患者能耐受时应正确佩戴医用外科口罩。手卫生是标准预防的重要内容，既可以显著降低疾病传播风险，又可以减少对环境的污染。咳嗽、打喷嚏时产生的气溶胶在空气中扩散的距离和悬浮的时间由微生物的类型、微粒大小、沉降速度、相对湿度和气流大小而决定的，载有细菌或病毒的微粒通常在空气中短暂停留，并在传染源 1 米范围内沉降。因此，咳嗽礼仪中，要求与患者保持 1 米以上的社交距离，以预防经呼吸道传播疾病的风险。

62. 为预防呼吸道传染病，个人应养成哪些良好的卫生习惯？

良好的卫生习惯和生活方式是预防传染病的有效的方法。为预防呼吸道传染病，应当养成良好的卫生习惯，并坚持下去。做到勤洗手，常通风，不随地吐痰和擤鼻涕。咳嗽或打喷嚏时用手帕或纸巾遮掩口鼻，鼻涕或痰液用纸巾包好，弃置于有盖垃圾箱内。不要用不干净的手触摸口、眼、鼻。保持居室清洁和周围环境整洁。与他人保持 1 米以上的社交距离。随身携带医用外科口罩、消毒湿巾或免洗手消毒剂，必要时使用。推行分餐制，使用公勺、公筷。注意饮食卫生，加工、储存食物做到生熟分开，煮熟、煮透。不食用野生动物。

63. 为什么要保持 1 米以上的社交距离？

呼吸道传染病大多通过飞沫近距离传播，因此，为了预防呼吸道传染病，日常工作、生活中人与人的社交距离应保持在 1 米以上，即为社交安全距离。保持社交安全距离不仅能降低新型冠状病毒肺炎等呼吸道传染病传播的风险，也是文明礼仪的体现。

64. 如何治疗和预防流感？

目前，流感没有特效的治疗手段，流感的预防尤为重要。主要预防措施包括：① 保持良好的个人及环境卫生；② 勤洗手，使用肥皂或洗手液并用流动水洗手，不用污浊的毛巾擦手；③ 接触呼吸道分泌物（如打喷嚏）后应立即洗手；④ 打喷嚏或咳嗽时,应用手帕或纸巾遮掩口鼻;⑤ 流感患者在家或外出时应戴上口罩,以免传染他人;⑥ 增强个人抵抗力,均衡饮食,适量运动,保持充分休息,避免过度疲劳;⑦ 保持室内空气流通;⑧ 尽量不到人多拥挤、空气污浊的场所;⑨ 在流感流行季节到来前,可接种流感疫苗。

65. 最有效的预防流感的措施是什么?

接种流感疫苗已被国际医学界公认为防范流感的最有效的措施。流感病毒变异很快,通常每年的流行类型都有所不同,因此,每年接种最新的流感疫苗才能达到预防的效果。另外,预防措施还包括锻炼身体、增强体质。在流感季节经常开窗通风,保持室内空气新鲜。老年人、儿童尽量少到人群密集的地方。

66. 在流感多发季节如何预防流感?

(1) 防寒保暖:冬季天气变化无常,寒潮频频,所以要根据天气情况及时采取防寒保暖措施,如及时添加衣服和被褥等,避免因着凉而诱发疾病。由于足部离心脏较远,血液运行不畅,因此,应特别注意足部的保暖。

(2) 合理膳食:加强营养、注意休息,保持科学合理的生活习惯。保证充足的蛋白质、碳水化合物、脂肪、维生素及矿物质供应;要多食用红色食物,如胡萝卜、红辣椒、西红柿等,其中富含的β-胡萝卜素能清除氧自由基,增强巨噬细胞活力,对防治流感有良效。

(3) 坚持锻炼:加强身体锻炼,多做户外活动。每天可进行一些活动量比较适中的运动,如散步、骑自行车、慢跑、打太极拳等,以增强机体抵抗力。养成冷水洗脸的习惯,有利于提高机体对气温变化的适应能力。

(4) 居室通风:居室内要保持空气流通、清新。每天应定时通风换气,墙壁、地板、用具可用 0.5% 的漂白粉澄清液进行擦抹。由于流感病毒的生存还与环境湿度有关,条件允许的情况下可以调整小环境湿度,以降低病毒活性。

(5) 避免相互传染:在流感流行期间,要尽量减少参加或不参加大型集会和集体活动,尽量少去或不去公共场所。若家中已有流感病人,要采取防护性措施,与病人密切接触时应戴口罩。

(6) 接种疫苗:应及时接种流感疫苗,特别是老年人、慢性病患者。家中也要备些常用感冒类药品。

67. 室外测体温怎样才能保证准确?

冬春季气温较低,红外体温检测仪在使用之前应校准。在测量刚从室外进入室内的人员,或在室外使用检测仪时,建议测量衣服、围巾覆盖的部位,如手腕、脖子。

68. 新型冠状病毒肺炎流行期间,如何见面打招呼?

应至少保持 1 米距离,戴口罩,不建议握手、拥抱等身体接触行为。注意咳嗽礼仪。

69. 口罩分哪些种类?

(1) 普通纱布口罩:民用,属于纺织类。普通的纱布口罩就是纤维口罩,其阻流原理就是一个机械阻挡作用,通过这一层一层的机械阻挡,可以把大的颗粒阻挡住,但是直径小于 5 μm 的颗粒物阻挡不住。

(2) 医用口罩:医用口罩多采用一层或者多层非织造布复合制作而成,主要生产工艺包括熔喷、纺粘、热风或者针刺等,具有抵抗液体、过滤颗粒物和细菌等效用,是一种医疗防护用纺织品。

(3) 日用防护型口罩:主要用于防雾霾。

(4) 防尘口罩、防油烟口罩:一般为职业防护用,防雾霾效果更好。防尘口罩,主要防粉尘、烟、雾、微生物等。分为 KN100、KN95 和 KN90 等级。其中 KN100 等级可以有效预防超微粉尘率99.97%以上。防油烟口罩,学名为自吸过滤式防颗粒物呼吸器,主要防油烟、油雾,同时可防粉尘、烟、雾、微生物等。分为 KP100、KP95 和 KP90 等级,其中 KP100 等级可以有效预防超微粉尘率 99.97%以上。根据口罩样式可分为随弃式、复式半面罩型、全面罩口罩 3 种。

70. 关于口罩的国家标准主要有哪些?

(1)《呼吸防护　自吸过滤式防颗粒物呼吸器》(GB 2626—2019):此标准规定了自吸过滤式防颗粒物呼吸器的分类和标记、技术要求、检测方法和标识。过滤元件按过滤性能分为 2 类(KN 和 KP)。KN 类只适用于过滤非油性颗粒物,KP 类适用于过滤油性和非油性颗粒物。

（2）《日常防护型口罩技术规范》（GB/T 32610—2016）：此标准为民用口罩标准，属日常防护型口罩的相关技术规范，适用于在日常生活中空气污染环境下滤除颗粒物所佩戴的防护型口罩。

（3）《一次性使用医用口罩》（YY/T 0969—2013）：此标准为一次性使用医用口罩的行业标准，适用于覆盖使用者的口、鼻及下颌，属于可在普通医疗环境中佩戴、阻隔口腔和鼻腔呼出或喷出污染物的一次性使用口罩。

（4）《医用外科口罩》（YY 0469—2011）：此标准为医用外科口罩的行业标准，适用于临床医务人员在有创操作等过程中佩戴的一次性口罩，是手术室等有体液、血液飞溅风险环境常用的医用口罩。

（5）《医用防护口罩技术要求》（GB 19083—2010）：此标准为医用防护口罩的行业标准，适用于医疗工作环境下，可过滤空气中的颗粒物，阻隔飞沫、血液、体液、分泌物等的自吸过滤式医用防护口罩。

71. 如何使用口罩？

（1）在中低风险地区空旷且通风场所不需要佩戴口罩，进入人员密集或密闭公共场所需要佩戴口罩。

（2）在疫情高风险地区空旷且通风场所建议佩戴一次性使用医用口罩，进入人员密集或密闭公共场所需要佩戴医用外科口罩或颗粒物防护口罩。

（3）有疑似症状到医院就诊时，需佩戴不含呼气阀的颗粒物防护口罩或医用外科口罩。

（4）呼吸道基础疾病患者需在医生指导下使用防护口罩。

（5）婴幼儿不宜戴口罩，易引起窒息。

72. 如何科学选择口罩？

佩戴口罩，是预防新型冠状病毒肺炎、流感等呼吸道传染病的有效方法，既能保护自己，又能保护他人。公众应根据不同疫情风险等级和所处环境选择适宜防护级别的口罩，不必过分追求高防护级别。科学选择口罩，应既能达到防护效果，又避免资源浪费。

（1）处于居家或户外，无人员聚集、通风良好的场所，可不佩戴口罩。

（2）处于人员密集场所，如多人办公等、购物中心、餐厅、会议室、车间等，或乘坐厢式电梯、公共交通工具时,若处在中、低风险地区,应随身携带备用口罩(一次性使用医用口罩或医用外科口罩),在与其他人近距离接触(小于等于1米)时戴口罩;若处在高风险地区,戴一次性使用医用口罩。

(3)咳嗽或打喷嚏等有感冒症状者,戴一次性使用医用口罩或医用外科口罩。

(4)与居家隔离、出院康复人员共同生活的人员,戴一次性使用医用口罩或医用外科口罩。

73. 如何正确佩戴口罩?

(1)佩戴口罩前后都必须清洁双手。

(2)要让口罩紧贴面部。

(3)口罩的正面向外。

(4)系紧固定口罩的绳子,使口罩紧贴面部。

(5)口罩应完全覆盖口鼻和下巴。

(6)把口罩上的鼻夹沿鼻梁两侧按紧,使口罩紧贴面部。

74. 佩戴口罩时,有哪些注意事项?

(1)戴口罩前、摘口罩后,均应做好手卫生。

(2)区分口罩正反面,不能两面戴。

(3)不与他人混用或共用口罩。

(4)捏紧口罩上的鼻夹,使口罩与脸颊贴合,避免漏气。如佩戴口罩感觉胸闷、气短等不适时,应立即前往户外开放场所,摘除口罩。

(5)运动,尤其是剧烈运动时不应佩戴口罩。

(6)一次性使用医用口罩和医用外科口罩均为限次使用,应每天更换,不建议清洗或使用消毒剂、加热等方法进行消毒后再次使用。

75. 特殊人群如何佩戴口罩?

(1)孕妇佩戴口罩,应注意结合自身条件,选择较舒适的产品。佩戴前应向专业医师咨询,确认自己的身体状况适合。

(2)老年人及慢性病患者身体状况各异,如心肺疾病患者佩戴口罩易引起不适感,甚至会加重原有病情,应在医生的专业指导下佩戴。

（3）儿童处于生长发育阶段，应选择正规厂家生产的儿童专用口罩。

76. 儿童选择和佩戴口罩有哪些注意事项？

确需外出至公共场所的儿童，必须佩戴儿童专用口罩。建议儿童选用符合国家标准《儿童口罩技术规范》（GB/T 38880—2020）并标注儿童或青少年颗粒物防护口罩的产品。儿童的脸比成人的脸小，成人口罩与儿童面部无法充分贴合，导致边缘泄漏，因此不建议儿童佩戴成人口罩。儿童专用口罩大小规格与成人口罩不同，可以起到紧贴面部、保护儿童口鼻的作用。

儿童在佩戴前，需在家长帮助下，掌握正确使用口罩的方法。家长要关注儿童佩戴口罩的依从性，可以通过讲故事、讲道理的方法告诉孩子为什么现阶段要戴口罩，并应随时关注儿童佩戴情况。如果儿童在佩戴口罩过程中感觉不适，或出现呼吸困难，应及时调整或停止使用。

3 岁以下的婴幼儿因无自理能力，戴口罩易引起窒息，所以不宜佩戴。若婴幼儿必须出门，建议尽量与其他人保持 1 米以上的距离。

77. 在人群不密集的地方可以不戴口罩吗？

人群密集的场所，因为人多、不通风，所以戴口罩是必要的。在人群不密集的地方，如果是开放的环境，病原体被稀释，一般不足以感染人，可以不戴口罩。但是如果自身有咳嗽、发烧等症状，为了防止传染别人，需要戴口罩。

78. 在新冠疫情防控常态化情况下还需要戴口罩吗？

新冠疫情防控进入常态化，大部分情况下人们可以摘掉口罩了，但从事某些特殊行业或去特定场所时，仍然需要戴口罩。

戴口罩可以阻挡空气和飞沫中的细菌、病毒，是预防呼吸道传染病最重要的措施。在疫情防控常态化情况下，判断是否需要戴口罩主要根据以下几点：

（1）所处地区的风险等级，如处于中、高风险地区要戴口罩；

（2）所处的环境，如处于人员密集、通风不良的场所，或者长时间停留在公共区域，则应佩戴口罩；

（3）服务行业或特殊职业，如公共交通工具的驾驶员和乘务员，餐厅、超市、商场服务人员以及幼儿园教师、医生、养老院服务人员等，需要佩戴口罩；

（4）是否出现咳嗽、咽痛、打喷嚏等呼吸道症状,如有,要戴口罩以防传染他人。

另外,一些场所有特殊规定的,要遵从管理方要求佩戴口罩。在疫情防控常态化情况下,口罩应成为每个人不可或缺的日用品,建议平时随身携带备用口罩,在需要的情况下适时佩戴。

79. 带呼吸阀的口罩可以佩戴吗?

带呼吸阀的口罩是否可以佩戴,应根据不同情况具体分析。

带呼吸阀（一般为呼气阀）的口罩内带有活瓣,吸气时,活瓣关闭;呼气时,活瓣开启。佩戴者呼出的气体不经过滤,直接排入周围环境。因此,带呼吸阀的口罩,仅仅只是单向防护,只保护戴口罩的人,而不保护戴口罩者周围的人群,主要应用于工业防尘和防雾霾（PM 2.5）。而《医用防护口罩技术要求》（GB 19083—2010）明确提出,医用防护口罩不应有呼吸阀。因此,我们必须明确,带呼气阀的口罩不是医用防护口罩。如果具有传染性的患者佩戴了带呼吸阀的口罩,其周围人群仍然处于风险之中。医务人员不能佩戴此类口罩,因呼吸道疾病就诊的患者更不应该佩戴此类口罩。

但有人提出,带有呼吸阀的口罩可以保护佩戴者,那健康人群是不是可以放心大胆地佩戴呢? 应注意,无症状感染者也是新型冠状病毒肺炎的传染源,一些轻症患者早期也无明显不适,此时他们并不知道自己是否健康或者已经成为传染源,如果佩戴带有呼吸阀的口罩,对周围的人没有任何保护作用。

疑似感染患者不应该佩戴带呼吸阀的口罩,普通健康人在无其他口罩可选时方可选择带呼吸阀的口罩（可封闭呼气阀或外加一次性外科口罩）,但这并不是最佳选择,因为在疫情期间,佩戴者只保护了自己,而没有保护周围人,不利于疫情的控制。

80. 口罩应如何保存和清洁?

口罩一般不建议清洁后重复利用。口罩临时摘下时应朝内对折,存放于附身携带的清洁、透气的袋中。口罩需单独存放,避免彼此接触,并应标明口罩使用人员。

备用口罩建议存放在原包装袋内,如非独立包装可存放在一次性使用食品袋中,并确保其不变形。

口罩出现变湿、脏污或变形等情况后须及时更换。

81. 使用后的口罩如何处理?

使用后的口罩处理应遵循以下原则:

(1)一般健康人群佩戴的口罩,在口罩变形、潮湿或污染而导致防护性能降低时更换,废弃口罩按照生活垃圾分类要求处理即可,但不应随意丢弃;

(2)疑似病例或确诊患者应佩戴医用外科口罩,使用后不可随意丢弃,应严格按照医疗废物处置;

(3)医务人员在工作期间佩戴的口罩应为医用外科口罩或医用防护口罩,一般 4 小时更换,或遇污染、潮湿时更换,使用后按照医疗废物处置。

82. 口罩可以重复使用吗?

参与临床诊疗活动和生物学实验室工作的人员,不建议重复使用任何级别的防护口罩,必须在使用后及时脱下丢弃,按感染性医疗废弃物处理。一般健康人群,在口罩资源紧张时,可重复使用,但需规范保存,如将口罩悬挂在洁净、干燥通风处,或将其放置在清洁、透气的袋中单独存放,避免彼此接触,并标明使用人员。需要注意的是,医用口罩不能清洗,也不建议使用消毒剂进行消毒。

83. 除了戴口罩,日常生活中我们还应该注意哪些细节?

除了戴口罩,我们更强调勤洗手。手接触病毒之后,再去触摸口、鼻、眼等,则病毒可能通过黏膜进入体内。用肥皂和流动水洗手超过 20 秒以上可以有效杀灭病原体起到防护作用。

84. 如何避免长时间佩戴口罩引起的皮肤损伤?

长时间佩戴口罩后造成的局部皮肤、皮下组织的压力性损伤,属于一种医疗器械相关压力性损伤,主要在长时间受压的部位出现,比如鼻部、面颊、颧部或者耳郭后面。

首先,要注意预防,长时间佩戴的口罩应选择局部压力较小的样式,比如宽边口罩局部压力就比较小,系带式口罩压力也会小一些。如果是皮肤比较敏感的人,使用口罩前一定要阅读说明书,查看口罩是否含有易导致皮肤过敏的成分。儿童应由家长帮助选择大小和形状都比较适合的口罩,以减轻对局部的压迫。

其次,可以每 2～3 小时适度变换口罩佩戴位置,减轻局部压力。如果口罩反复使用或者持续使用已经超过 6 小时,则建议更换。另外,可以在经常受压的部位提前使用预防性敷料,而且要定期检查皮肤,如果已经出现皮肤问题,要及时处理。

85. 戴口罩引起的皮肤损伤应如何处理?

对于已经出现的皮肤损伤,有以下几点处理的建议:

(1)如果是轻度压痕,一般不需要治疗,如果压痕比较重,或者出现了局部的皮下瘀血,可以选用一些能够改善皮肤血液循环的外用药膏,比如多磺酸粘多糖乳膏;

(2)如果皮肤问题进一步加重,出现了红肿和破溃,可以加用外用抗生素软膏,也可以在已经损伤的局部,适度使用创可贴或者医用敷料,避免创口进一步受刺激;

(3)如果皮肤出现了变软、发白或者起皱等皮肤浸渍情况,主要是由局部潮湿引起的,可以在佩戴口罩前使用含有氧化锌或者凡士林的润肤霜,这样可以减少汗液、局部摩擦对皮肤的刺激,并在摘掉口罩后清洁皮肤,适当地使用一些润肤剂,改善皮肤状况;

(4)如果损伤比较重,出现了严重的感染或者过敏则一定要到医院就诊,寻求专业的帮助。

86. 火车站、机场过安检时需要取下口罩,这种密集场合取下口罩会被传染吗?

火车站、机场过安检时短暂取下口罩,一般不会被传染。在取下口罩时,建议与前面的人保持 1 米以上的距离,注意避免与其他人正面相对。面部识别结束后立即戴上口罩,并整理好个人物品,尽快通过安检通道。

87. 婴儿无法佩戴口罩该如何做好防护?

婴儿不能佩戴口罩,因为容易引起呼吸困难甚至有窒息风险,所以婴儿应该尽量避免外出。婴儿防护以被动防护为主,靠看护人员做好间接防护。疫情期间为尽可能降低婴儿感染的风险,可相对固定一个看护人。看护人尽量不外出,如需出门,一要戴好口罩,二不要对着婴儿打喷嚏、呼气。看护人在接触婴儿的玩具、餐具以及日常生活用品,或者跟婴儿交流玩耍之前都要清洗双手。不要和婴儿共用餐具,给婴儿喂食的时候不要用嘴吹食物,也不要用嘴尝试或咀嚼食物后再喂给婴儿。

88. 为什么洗手能够有效预防呼吸道传染病?

洗手是预防传染病最简便有效的措施之一。呼吸道传染病除了通过飞沫传播,也会经手接触传播。在日常工作、生活中,人的手不断接触到被细菌、病毒污染的物品,比如电梯按钮、门把手等,如果不能及时正确洗手,手上的细菌、病毒则可以通过手触摸口、眼、鼻进入人体。而用脏手触摸物体表面,一些细菌、病毒又可能通过接触传染给他人。通过洗手,可以简单有效地切断这一途径,保持手的清洁卫生可以有效降低患呼吸道传染病的风险。

89. 如何保持手卫生?

(1) 用洗手液(或肥皂)在流动水下洗手。

(2) 可选用含醇速干手消毒剂或醇类复配速干手消毒剂揉搓双手。

(3) 可直接用75%的乙醇或含有有效成分的消毒湿巾擦拭双手。

90. 日常生活中哪些时候需要洗手?

(1) 外出归来。

(2) 戴口罩前及摘除口罩后。

(3) 接触过鼻涕、唾液、泪液,或咳嗽、打喷嚏后。

(4) 准备食物之前、期间和之后。

(5) 饭前便后。

(6) 接触过公共设施或物品(如扶手、门把手、电梯按钮、钱币、快递等)后。

(7) 去医院或接触病人后。

(8) 接触动物后。

91. 如何正确洗手?

一般具体洗手的揉搓步骤为:

（1）掌心相对，手指并拢，相互揉搓；

（2）手心对手背沿指缝相互揉搓，左右手交换进行；

（3）掌心相对，双手交叉指缝相互揉搓；

（4）右手握住左手大拇指旋转揉搓，左右手交换进行；

（5）弯曲手指使关节在另一手掌心旋转揉搓，左右手交换进行；

（6）将五个手指尖并拢放在另一手掌心旋转揉搓，左右手交换进行；

（7）必要时增加对手腕的清洗。

92. 外出不方便洗手时怎么办？

外出不方便洗手时，可选用含 75％ 的酒精的手消毒剂进行手部清洁，用消毒剂涂抹双手，持续揉搓 15 秒。特殊情况下，也可使用含氯或过氧化氢手消毒剂。应足量使用，要让手心、手背、指缝、手腕等处充分湿润，两手相互摩擦足够长的时间，等消毒剂差不多挥发之后再停止。

对普通人而言，不建议以免洗的手部消毒剂作为常规的手部清洁用品，只建议在户外等没有条件用水和肥皂洗手的时候使用。

93. 出门必须戴手套吗？

如果外出没有条件使用流动水洗手或用免洗手消毒剂清洁时，可戴手套（不露手指的手套均可，同时注意保持手套干燥），脱下手套后注意手部清洁，并及时清洗手套。出门戴手套，可以减少手与外界直接接触，从而能减少手的污染。但戴手套并不是必须的，而且要强调的是，戴手套并不能取代洗手，无论是否戴手套，都需要经常洗手。普通人没有必要去购买和使用一次性医用手套。

94. 个人日常生活中如何预防新型冠状病毒肺炎？

（1）通风：居室每日开窗通风 2 次及以上，每次不少于 30 分钟。

（2）环境清洁：疫情流行期间，定期用清水和适当的消毒剂擦拭门把手、遥控器、开关、马桶盖、水龙头等手经常接触的地方，用消毒湿巾或酒精擦拭手机、电脑键盘、钥匙等私人物品。消毒剂应根据说明书建议使用，不应直接对着人体大量喷洒。

（3）勤洗手：经常用洗手液（肥皂）和流动水洗手或使用含醇的手消毒液消毒

双手。准备食物前,吃饭、饮水、吃药前,抱孩子、给孩子喂饭前,接触眼睛、鼻子前,咳嗽、打喷嚏后,上厕所后,触摸钱币后,外出回家后,均应洗手或消毒。

(4)咳嗽礼仪和社交距离:咳嗽或打喷嚏时用纸巾或弯曲的手肘遮掩口鼻,处理纸巾后立即洗手。社交中与人问候时不进行身体接触(如握手、拥抱等),尽量与他人保持1米以上距离。家中有访客时,双方均佩戴口罩,尽量保持1米以上的距离。

(5)戴口罩:乘坐电梯或公共交通工具时应全程佩戴口罩;前往人员密集的场所,如车站、机场、医疗机构、商场等时应全程佩戴口罩。

(6)少接触公用物品:尽量少接触公共场所的公用物品,如扶手、把手、开关、按键等;如果必须接触,接触后立即洗手,没有洗手条件又必须接触时,用纸巾包裹手指接触或接触后用湿巾擦手,在没有可用纸巾时用手肘接触。

(7)少外出:避免聚餐、聚会、走亲访友活动;避免或减少在人员密集、空气流动性差的地方,如电梯、影院、网吧、KTV、商场等处停留;避免在无防护情况下前往售卖活体动物(禽类、海产品等)的市场;避免或减少乘坐地铁、公交车等公共交通工具。

(8)健康监测,及时就医:关注家庭成员的健康状态,自觉发热时及时测量体温,有老年人及婴幼儿时要早晚测体温,家庭成员出现发热、咳嗽、咽痛、胸闷、呼吸困难、轻度纳差、乏力、精神稍差、恶心呕吐、腹泻、头痛、心慌、结膜炎、轻度四肢或腰背部肌肉酸痛等症状时,可通过网络问诊或电话问诊,根据医生建议就医;有基础疾病的人员根据医嘱按时用药,保持与社区医生的有效沟通。

(9)保持健康的心态:面对疫情信息,保持稳定的情绪,利用电话、微信与朋友联系,利用以往自己应对逆境的有效方式面对疫情;当自己感到无法应对时及时联系心理医生;关注和陪伴家中老年人及儿童,帮助他们正确面对疫情。

(10)合理饮食:保证充足的营养和足量的运动。

(11)配合监测和隔离工作:应配合社区管理人员进行健康监测及如实回答或登记信息。如有疫区接触史等情况而接到居家隔离建议时,应根据建议做好洗手、通风、防护和消毒措施。

95. 新冠疫情期间儿童应怎样做好防护?

(1)不要去人多的地方,不参加聚会。

（2）外出一定要戴上口罩，记得提醒家人也戴好口罩。

（3）作息规律，健康饮食。饭前便后认真洗手。在家多和家人一起做做体育运动。

（4）从现在起，养成打喷嚏或咳嗽时用纸巾或手肘遮掩嘴巴、鼻子的习惯。

（5）如果有发烧、生病的情况，一定要配合家人及时去医院就医。

96. 新冠疫情期间婴幼儿应如何进行防护？

（1）3岁以下婴幼儿不宜佩戴口罩，以被动防护为主。

（2）看护人不要对着婴幼儿咳嗽、打喷嚏。咳嗽、打喷嚏时，用纸巾或手肘遮掩口鼻。

（3）婴幼儿衣着应随温度变化增减，不要过度包裹或过于单薄。

（4）不要用嘴尝试或将食物咀嚼后喂给婴幼儿，也不要用嘴吹凉热食给婴幼儿喂食，不要与婴幼儿共用餐具。

（5）婴幼儿的玩具、餐具等物品应定期消毒。

（6）尽量不带婴幼儿到公共场所或密闭空间；外出时，尽量不乘坐公共交通工具，与他人保持1米以上距离。

（7）带婴幼儿到医院就诊或接种疫苗时，尽量缩短停留时间，回家后及时洗手。

（8）和婴幼儿玩耍前要正确洗手。

（9）家长外出回家后先更换衣物、洗手后再抱婴幼儿。

（10）家中要常通风，通风时注意避免婴幼儿直吹或受凉。

（11）当家长或看护人出现发热、干咳、咽痛等症状时，应及时就医，将婴幼儿交由他人照顾，避免与婴幼儿继续接触。

97. 新冠疫情期间家长看护儿童有哪些注意事项？

（1）帮助儿童养成良好卫生习惯，包括勤洗手、不乱摸、不吃手、不挖鼻孔、不揉眼睛等。

（2）儿童的日常生活用品单独使用。

（3）外出前，家长应合理规划行程，选择人少、通风良好的地方玩耍，尽量不去人员密集、通风不良的场所。

（4）外出时避免让儿童直接用手触摸公用物体表面，触摸后需及时洗手。

（5）儿童房间保持整洁，经常开窗通风，避免长时间停留在空调房间中。

（6）带儿童到医院就诊或接种疫苗时，尽量缩短停留时间，回家后及时洗手。

（7）准备好儿童专用口罩。在儿童患有呼吸道疾病期间，尽量减少外出，如需外出，应正确佩戴口罩。

（8）家长要引导儿童注意用眼卫生，减少看视频的时间，预防儿童近视。

（9）鼓励儿童多做室外运动，不挑食、不偏食，规律作息，养成良好的生活习惯。

（10）当家长或看护人出现发热、干咳、咽痛等症状时，应及时就医，避免与儿童接触。

98. 新冠疫情期间老年人如何防控？

（1）老年人应掌握疫情期间的个人防护措施，养成良好的卫生和健康习惯，避免共用个人物品，注意通风，落实消毒措施。

（2）老年人出现发热、咳嗽、咽痛、胸闷、呼吸困难、乏力、恶心呕吐、腹泻、结膜炎、肌肉酸痛等可疑症状时，应采取以下措施：① 自我隔离，避免与其他人员近距离接触；② 由医护人员对其健康状况进行评估，视病情状况送至医疗机构就诊，送医途中应佩戴医用外科口罩，尽量避免乘坐公共交通工具；③ 曾与确诊或疑似病例密切接触者，应立即登记，并进行医学观察；④ 减少不必要的聚会、聚餐等群体性活动，不安排集中用餐；⑤ 如出现可疑症状或被确诊病例，其密切接触者应接受14 天医学观察。病人离开后（如住院、死亡等），应及时对住所进行终末消毒。具体消毒方式由当地疾控机构的专业人员或具有资质的第三方操作或指导。未消毒前，该住所不建议使用。

99. 新冠疫情期间学生返校途中如何防控？

（1）乘坐公共交通工具时全程佩戴口罩。

（2）随时保持手卫生，减少接触交通工具的公共物品。

（3）旅途中做好健康监测，自觉发热时要主动测量体温。

（4）留意周围旅客健康状况，尽量与周围人保持 1 米以上的安全距离。

（5）若旅途中出现可疑症状，尽量避免接触其他人，并及时就医。

（6）去医疗机构就诊时，应主动告诉医生相关疾病流行地区的旅行居住史，配合医生开展相关调查。

（7）妥善保存旅行票据信息，以配合可能的相关密切接触者调查。

100. 新冠疫情期间学生上学时如何防控？

（1）按照学校要求每日监测体温并上报。

（2）随身携带一次性使用医用口罩，低风险地区校园内学生无须佩戴口罩。

（3）在校期间不串座、不串班、不打闹、少聚集。

（4）餐前、便前、便后、接触垃圾后、使用体育器材等公用物品后，触摸眼、口、鼻等部位前，均要正确洗手。

（5）排队就餐时与他人保持距离，避免扎堆就餐，减少交谈。

（6）上、下学途中尽量做到家庭、学校"两点一线"，避免不必要外出活动。最好采取步行、自行车、私家车等方式上、下学，乘坐公共交通工具或校车时应当注意个人防护，佩戴口罩，与他人保持合理间距，途中尽量避免用手触摸公共交通工具上的物品。到校后或放学回家后，要及时洗手。

（7）遵守所在学校的防疫措施和规定。出现发热、干咳等症状要及时向学校如实报告，并立即到医院就诊，严禁带病上课。

101. 新冠疫情期间学生假期如何防控？

（1）有疫情中高风险地区居住史或旅行史的学生，自离开疫情中高风险地区后，居家或在指定场所医学观察 14 天。

（2）各地学生均应尽量居家，减少走亲访友、聚会聚餐，少到人员密集的公共场所活动，尤其是空气流动性差的地方。

（3）建议学生每日进行健康监测，并根据社区或学校要求向社区或学校指定负责人报告。

（4）假期结束时，学生如无可疑症状，可正常返校。如有可疑症状，应报告学校，及时就医，待痊愈后再返校。

102. 新冠疫情期间高校学生返校复课过程中如何防控？

（1）学生要严格遵守学校的安排进行返校。如果是长途旅行返校，应该随身携带口罩、手消毒剂这些物品,在乘坐公共交通工具的时候应全程佩戴口罩,妥善保存票据,在旅途中要做好健康监测,到校后应该按照所在地的防控政策和学校的安排进行登记和健康管理。当然,学生还要主动学习新型冠状病毒肺炎的防护知识,采取一些科学有效的防护措施。

(2) 学生在进入教室之前,应该主动测量体温并且佩戴口罩,座位之间保持1米以上的安全距离。在教室停留期间也要避免扎堆,宿舍内保持良好的卫生习惯,避免近距离接触。宿舍的人可能比较多,所以必要时也要佩戴口罩,各宿舍之间不鼓励互相串门,如果有发热、乏力、干咳等症状,应该主动报告学校,并且及时就医。

(3) 就餐时,建议学生自备餐具,避免混用,就餐时保持一定距离,可实行间隔错位就餐、分时段就餐等制度,学校也应该避免外卖入校。

103. 新冠疫情期间海外留学生如何在各种场合做好个人防护,降低感染概率?

海外留学生应保持良好的个人卫生习惯,不随地吐痰,打喷嚏或咳嗽时,用纸巾遮住口鼻或者采用手肘遮挡,加强手卫生,佩戴口罩。持续关注当地疫情变化,遵守所在国家的法律法规。在日常生活中,要注意营养,加强锻炼,保障充足的睡眠,保持良好的心态,提高个人免疫力。乘坐公共交通工具、厢式电梯或处于室内公共场所等人员密集或相对密闭的环境中,一定要佩戴口罩。

104. 新冠疫情期间很多留学生租住在集体公寓里,如何避免交叉感染?

租住集体公寓的留学生应注意保持居住环境的清洁,加强通风换气,建议每日通风 2～3 次,每次通风 20～30 分钟。要观察同住人员有无发热、咳嗽等异常情况,主动采取自我防护措施。在公寓中减少与他人近距离接触,如必须接触,需佩戴口罩,并且至少保持 1 米以上的距离。

105. 全球疫情迅速蔓延,海外华人该如何做好健康防护?

(1) 做好个人防护。国内防控新冠疫情的经验证明,做好个人防护是预防感染的最关键措施。为了方便记忆,有如下口诀:勤洗手、多通风,不扎堆、少出行,人多场所戴口罩,咳嗽礼仪讲卫生。具体可解释为:① 勤洗手,做好手卫生;② 加强居室的通风清洁,每天开窗通风 2～3 次;③ 做到不扎堆,减少与人近距离接触,减少聚餐聚会,保持人均距离1米以上的安全距离;④减少出行,避免前往人员密集的场所;⑤要戴口罩,尤其是在乘坐公共交通工具、到人多的工作场所以及室内的公共场所时,都要佩戴口罩;⑥注意咳嗽礼仪,打喷嚏或者咳嗽的时候,用纸巾或者手肘遮挡。

(2)建议减少非必要的出行。因为长时间乘坐密闭的交通工具,会增加感染的风险,如非必须,建议减少或者暂停出行安排,减少旅途导致的感染风险。从个人角度来说,只要做好个人防护、减少外出聚集聚会,即使是在疫情高发的情况下,也能有效降低感染的风险。

(3)关注健康知识,做好体温监测。建议主动通过官方渠道来了解当地的疫情变化,学习健康科普知识和预防知识,如果出现发热、呼吸道感染这些可疑症状时,可以通过官方渠道进行互联网咨询,必要时及时就医。就医过程中,要注意做好防护,紧急情况下可以联系中国驻当地使领馆寻求帮助。

106. 在农贸市场怎样预防新型冠状病毒感染?

(1)避免在未加防护的情况下与农场牲畜或野生动物接触。

(2)在人多的地方戴口罩。

(3)咳嗽、打喷嚏时,用纸巾或手肘将口鼻完全遮住;将用过的纸巾立刻扔进封闭式垃圾箱内;咳嗽、打喷嚏后,用肥皂和清水或含酒精洗手液清洗双手。

(4)外出回家后及时洗手,如有发热和其他呼吸道感染症状,特别是持续发热不退时,及时到医院就诊。

107. 在家中怎样预防新型冠状病毒感染?

(1)增强卫生健康意识,适量运动、早睡早起、不熬夜可提高自身免疫力。

(2)保持良好的个人卫生习惯,咳嗽或打喷嚏时用纸巾掩住口鼻,经常洗手,不用脏手触摸眼、鼻、口。

(3)居室多通风、换气,并保持整洁卫生。

(4)尽可能避免与有呼吸道疾病症状(如发热、咳嗽或打喷嚏等)的人密切接触。

(5)尽量避免到人多拥挤和空间密闭的场所,如必须去需要佩戴口罩。

(6)避免接触野生动物和家禽家畜。

（7）坚持安全的饮食习惯，食用肉类和蛋类要煮熟、煮透。

（8）密切关注发热、咳嗽等症状，出现此类症状一定要及时就医。

108. 在影剧院怎样预防新型冠状病毒感染？

疫情期间，尽量不到人流密集和空气流通不畅的公共场所，特别是儿童、老年人及免疫力低下的人群，如必须去应戴口罩。优先采取网上购票或者现场扫码购票。配合影剧院查验体温。观影、观剧期间不吃零食。在自己咳嗽或打喷嚏时，用纸巾将口鼻完全遮住，并将用过的纸巾立刻扔进封闭式垃圾箱内，防止病菌传播。

109. 在办公场所怎样预防新型冠状病毒感染？

（1）保持室内工作场所空气流通。

（2）不要随地吐痰，可以先吐在纸张上，在方便时再把它扔进封闭式垃圾箱内。

（3）咳嗽或打喷嚏时，用纸巾将口鼻完全遮住，并将用过的纸巾立刻扔进封闭式垃圾箱内，防止病菌传播。

（4）保持个人卫生，勤洗手。

（5）开会时应佩戴口罩，交谈时保持 1 米以上的安全距离。

110. 在医院怎样预防新型冠状病毒感染？

（1）去医院看病、探望病人时，尤其是去医院的发热门诊或呼吸科就诊时应该戴上口罩。

（2）尽可能避免与有呼吸道疾病症状（如发热、咳嗽或打喷嚏等）的人密切接触。

（3）保持良好的个人卫生习惯，咳嗽或打喷嚏时用纸巾掩住口鼻。

（4）用肥皂和清水或含酒精洗手液清洗双手，不用脏手触摸眼、鼻、口。

（5）将用过的纸巾立刻扔进封闭式垃圾箱内。

（6）密切关注发热、咳嗽等症状，如出现此类症状一定要及时就近就医。

111. 在生鲜市场里工作，怎样预防新型冠状病毒感染？

（1）接触动物和生鲜动物产品后，勤用肥皂和清水洗手。

（2）每天至少对设备和工作区域进行一次消毒。

（3）在处理动物和生鲜动物产品时，穿好防护服，戴手套和面部防护。

（4）下班后脱去防护服，每天清洗并将其留在工作区域，避免家庭成员接触未清洗的防护服和鞋。

112. 到生鲜市场采购，怎样预防新型冠状病毒感染？

（1）接触动物和生鲜动物产品后，用肥皂和清水洗手。

（2）避免触摸眼、鼻、口。

（3）避免与生病的动物和病变的肉接触。

（4）避免与市场里的流浪动物、垃圾废水接触。

113. 天气寒冷，家里长时间门窗关闭，请问居家应如何通风？

天气寒冷时，家里门窗长时间关闭，加之人员的活动、烹饪等行为，均会导致室内环境污染浓度逐渐增高，因此，应适当开窗通风换气。

目前，国内外对通风换气没有明文规定，建议通风换气根据室内、室外环境情况而定。户外空气质量较好时，早中晚均可通风，每次时间在 15～30 分钟；户外空气质量较差时，通风换气频次和时间应适当减少。

114. 新冠疫情期间乘坐公共交通工具应注意什么？

（1）全程佩戴口罩。

（2）可佩戴手套，待抵达目的地脱掉手套后清洗双手。尽量少接触公共设施，也可随身携带速干手消毒剂、消毒湿巾进行手部清洁。

（3）注意咳嗽、打喷嚏礼仪。在自己咳嗽或打喷嚏时，用纸巾将口鼻完全遮住，并将用过的纸巾立刻扔进封闭式垃圾箱内，防止病菌传播。

115. 新冠疫情期间私家车外出应如何防护？

（1）做好车内通风换气，通风时注意保暖。

（2）车里常备口罩、手消毒剂或消毒纸巾等，从公共场所返回车内，要及时进行手部消毒。

（3）如有可疑症状人员搭乘，要及时开窗通风，并对车门把手、座椅、方向盘等进行消毒。

（4）如有疑似或确诊患者搭乘过，应在专业人员指导下及时做好车内部消毒，其他同乘者按有关规定接受隔离医学观察。

116. 新冠疫情期间乘坐电梯应注意什么？

（1）全程佩戴口罩。

（2）乘坐电梯时，尽量避免乘坐拥挤的电梯，与同乘者尽量保持距离。如发现其他等候者有咳嗽等可疑症状，建议尽量避免同乘。

（3）遵守咳嗽、打喷嚏礼仪。

（4）避免用手直接触碰电梯按键。

（5）离开电梯后，做好手部清洁。

117. 新冠疫情期间前往公共场所应如何防护？

（1）避免在未加防护的情况下与农场牲畜或野生动物接触。

（2）保持工作场所室内通风换气。在人多的公共场所可佩戴口罩。

（3）咳嗽、打喷嚏时，用纸巾或手肘将口、鼻完全遮住；将用过的纸巾立刻扔进封闭式垃圾箱内；咳嗽、打喷嚏后，用肥皂和清水或含酒精洗手液清洗双手。

（4）外出回家后及时洗手，如有发热和其他呼吸道感染症状，特别是持续发热不退，应及时到医院就诊。

（5）尽量避免各类聚会。

118. 在新冠疫情防控常态化情况下，外出购物时应如何做好个人防护？

（1）做好个人防护，包括佩戴口罩，携带便携式免洗洗手液或湿巾。尤其是到地下购物场所、农贸市场购物，在卫生间、电梯等通风不好的密闭场所，都要注意戴好口罩。外出购物时如出现感冒症状，建议暂停购物计划并及时就医。

（2）建议提前列好购物清单，做好购物路线规划，尽量减少购物次数和缩短购物时间。购物时建议错开购物高峰时间，尤其是参加商场超市促销活动时，建议错峰购物，避免人员聚集。购物时做好个人防护，挑选商品或排队结账时，与他人保持1米以上的安全距离。

（3）注意呼吸卫生及咳嗽礼仪，咳嗽、打喷嚏时用纸巾或手肘遮掩。不随地吐痰,口鼻分泌物需用纸巾包好后弃置垃圾桶内。购物时避免触摸购物场所公共物品,接触可能被污染的物品后立即清洁手部,避免用不清洁的手触碰口、眼和鼻。

(4)选购食品后,不建议直接品尝未加热的食物,应避免用手直接拿取食物食用。到商场购物用餐时,建议错峰用餐,优先选择通风良好的餐厅,用餐前做好手卫生,如不能满足间隔就餐条件,建议打包后到人员不密集地方用餐。

(5)付款时尽量选择刷卡、扫码等非现金、非接触的支付方式。在商场购物过程中,如出现发热症状,须告知购物场所工作人员,并根据防疫要求采取必要措施。

119. 新冠疫情期间托幼机构如何防控?

国家卫健委疾病预防控制局印发了《托幼机构新冠肺炎疫情防控技术方案(修订版)》。方案特别指出,不建议托幼机构的婴幼儿佩戴口罩。针对托幼机构疫情防控,有以下注意事项:

(1)开园前:做好洗手液、速干手消毒剂、消毒剂、成人口罩、手套、体温计、呕吐包、紫外线消毒灯等防疫物资的储备,洗手处配备足量的洗手用品。建立环境卫生和清洁消毒管理制度,由专人负责托幼机构的全面清洁消毒工作,包括清洁消毒用品管理、消毒工作组织和监督等。

开园前对托幼机构环境和空调系统进行彻底清洁消毒,对物体表面(如户外大型玩具、门把手等)进行预防性消毒处理,对各类生活、学习、工作场所(如活动室、睡眠室、盥洗室、教师办公室、音乐室、洗手间)等开窗通风。

(2)开园后:做好婴幼儿手卫生,尽量避免婴幼儿直接触摸门把手、电梯按钮等公共设施,接触后及时洗手或用速干手消毒剂揉搓双手。

婴幼儿应在充分保障健康安全的前提下离家到托幼机构,因婴幼儿特殊生理特征,不建议戴口罩;托幼机构教师、值守人员、清洁人员及食堂工作人员等应当佩戴口罩,做好手卫生。

加强婴幼儿个人用品消毒,包括玩具、毛巾等,可用有效氯 250 mg/L 的含氯消毒液浸泡 30 分钟,再用清水冲洗干净,放在通风处晾干。

120. 新冠疫情期间银行如何防控?

(1)营业前做好口罩、消毒剂等防疫物资储备,制定应急工作预案,设置应急处置区域,落实单位主体责任,加强人员培训。

（2）建立员工健康监测制度，每日对员工健康状况进行登记，身体不适时应及时就医。

（3）在银行入口处，增加体温测量设备，所有人员体温检测正常方可进入。

（4）加强通风换气。如使用中央空调，保证空调运行正常，加大新风量，全空气系统关闭回风。

（5）对取号机、柜台柜面、密码器、签字笔、点钞机、ATM 机、公共座椅等公用物品设施做好清洁消毒。

（6）保持银行大厅、电梯口和咨询台等区域环境整洁，及时清理垃圾。

（7）在大厅内设置"一米线"，排队取号或 ATM 机取款时保持安全距离。

（8）控制大厅内办理业务的客户数量，推荐顾客优先考虑网络银行或在 ATM 机上办理日常业务，在服务台或柜台配备免洗手消毒剂，提醒顾客加强手卫生。

（9）工作人员应加强个人防护，工作时佩戴口罩，打喷嚏时用纸巾遮住口鼻或采用手肘遮挡等。

（10）顾客应佩戴口罩。

（11）通过海报、电子屏和宣传栏等方式加强健康知识宣传。

（12）当出现新型冠状病毒肺炎病例时，应在当地疾病预防控制中心的指导下对场所进行终末消毒，同时对空调通风系统进行清洗和消毒处理，经卫生学评价合格后方可重新启用。

（13）中高风险地区，建议银行缩短营业时间，适时调控进入营业厅顾客的数量。

121. 新冠疫情期间学校如何防控？

（1）返校前有过疫情高发地区居住史或旅行史的学生，建议居家观察 14 天期满后再返校。

（2）学生返校后应每日监测体温和健康状况，尽量减少不必要外出，避免接触其他人员。

（3）学生与其他师生发生近距离接触的环境中，要正确佩戴口罩，尽量缩小活动范围。

（4）学校密切监测学生的健康状态，每日 2 次测量体温，做好缺勤、早退、请假记录，如发现学生中出现可疑症状人员，应立刻向疫情管理人员报告，配合医疗卫生机构做好密切接触者管理和消毒等工作。

（5）学校应尽量避免组织大型集体活动。教室、宿舍、图书馆、活动中心、食堂、礼堂、教师办公室、洗手间等活动区域,建议加强通风清洁,配备洗手液、手消毒剂等。

（6）校方对因病误课的学生开展网络教学、补课,对于因病耽误考试者,应安排补考,不应记入档案。

122. 新冠疫情期间公共交通工具如何防控?

（1）发生疾病流行地区的公共交通工具的司乘人员应佩戴口罩,并做好每日健康监测。

（2）公共交通工具上建议备置体温计、口罩等物品。

（3）增加公共交通工具清洁与消毒频次,做好清洁消毒工作记录和标识。

（4）保持公共交通工具良好的通风状态。

（5）保持车站、车厢内的卫生整洁,及时清理垃圾。

（6）做好司乘人员的工作与轮休安排,确保司乘人员充足的休息时间。

123. 新冠疫情期间特定公共场所如何防控?

（1）公共场所工作人员要自行健康监测,若出现新型冠状病毒感染的可疑症状,不要带病上班。

（2）若发现新型冠状病毒感染的可疑症状者,工作人员应要求其暂时与人群隔离。

（3）公用设施及物品要定期清洗和消毒。

（4）保持公共场所内空气流通。保证空调系统或排气扇运转正常,定期清洗空调滤网,加强开窗通风换气。

（5）洗手间要配备足够的洗手液,保证水龙头等供水设施正常工作。

（6）保持环境卫生清洁,及时清理垃圾。

（7）在疾病流行地区,公众应尽量减少前往公共场所,尤其避免前往人流密集和空气流通较差的地方。

以上几点适用于商场、餐馆、影院、KTV、网吧、公共浴池、体育馆、展览馆、火车站、地铁站、飞机场、公交汽车站等公共场所。

124. 新冠疫情期间家庭隔离时如何防控？

(1) 居住空间安排：可疑症状者须住在通风良好的单人房间，并拒绝一切探视。家庭成员应生活在不同房间，如果条件不允许，应至少保持 1 米距离，分床睡。可疑症状者应减少活动，限制居住空间，确保需要共用的空间（如厨房和卫生间）通风良好（保持窗户持续开放）。

(2) 照顾者安排：最好固定一位家庭成员照顾，这位家庭成员应身体健康状况良好且没有慢性疾病。

(3) 防止病毒传播：家庭成员与可疑症状者在同一房间时，都应该佩戴与面部严密贴合的医用外科口罩。随时保持手卫生，避免直接接触身体分泌物，不要共用任何可能导致间接接触感染的物品。

(4) 污染物的处理：使用过的手套、纸巾、口罩以及其他废物都应该放在患者房间专用的垃圾袋里面，标记为污染物后再丢弃。

(5) 出现以下症状时应立即停止居家隔离并及时就医：① 呼吸困难（包括活动后加重的胸闷、憋气、气短）；② 出现意识问题（包括嗜睡、说胡话、分不清昼夜等）；③ 腹泻；④ 高烧超过 39 ℃；⑤ 其他家庭成员出现新型冠状病毒感染的可疑症状。

125. 新冠疫情期间召开会议有哪些注意事项？

(1) 尽量控制开会次数、参会人数和会议时间，提倡召开网络视频会议。

(2) 保持会议室通风，如外界气温允许，尽量选择开窗通风换气。

(3) 提倡自带水杯，共用水杯使用过后应及时消毒。

(4) 会议结束后，立即对会场进行清理，必要时采用含有效氯 250～500 mg/L 的消毒剂进行喷洒或擦拭，也可采用有效的消毒湿巾进行擦拭。

126. 新冠疫情期间公共场所可以开空调吗？

新冠疫情期间办公和公共场所空调通风系统需要安全合理使用。

(1) 人员密集的场所尽可能不开空调，通过开门或开窗的方式进行通风换气，同时工作人员应当佩戴口罩。

(2) 人员流动较大的医疗机构、写字楼等场所，不论空调系统运行与否，均应当保证室内全面通风换气；每天下班后，新风与排风系统应当继续运行 1 小时，进行全面通风换气,以保证室内空气清新。

(3)如必须开空调时,空调通风系统应为风机盘管加新风系统,新风直接取自室外空气,不得从机房、楼道和天棚吊顶内取风,防止污染空气进入室内;保证排风系统正常运行。要关闭空调的加湿功能,以防病原微生物繁殖。

(4)对于大而深的房间,保证内部区域通风,可采取机械通风等措施。

(5)若有新型冠状病毒肺炎疑似或确诊病例,应关闭并停止使用中央空调。

(6)对场所的集中空调通风系统的类型、供风范围等情况不清楚时,应暂停使用空调。

127. 新型冠状病毒是否能在冷链环境中存活,靠冷链传播?

世卫组织早已明确,呼吸道和飞沫传播,以及密切接触传播是新型冠状病毒肺炎的主要传播途径。到目前为止,国内外尚未发现通过冷链食物传播新型冠状病毒肺炎的确诊病例。

新型冠状病毒其实与产品是三文鱼、虾、鸡翅及其包装并无关系,关键是在冷链环境下,即在全程$-18\,^{\circ}\!C$的低温条件下,更适合怕热喜凉的病毒存活。中国工程院院士李兰娟也曾对病毒的存活环境进行科普,她说:"一般情况下,病毒在冷链上能较长时间存活。在我们已知并掌握的病毒中,一般病毒处于$4\,^{\circ}\!C$左右可以存活$3\sim6$个月,而在$-20\,^{\circ}\!C$以下的环境,可以长期存活达20年左右。当然,不同的病毒存活时间也不一样。"冷链食品与人们的生活密切相关,冷链环境下病毒更易存活。因此,防止新型冠状病毒在冷链中传播非常的重要。

128. 冷链中的新型冠状病毒是从哪里来的?

新闻报道中,冷链产品上被检出新型冠状病毒,多数都是在进口冷冻生鲜的外包装上。这些外包装的病毒到底从哪里来,目前并没有明确的定论。只是判断可能沾染了感染者的飞沫分泌物等,也就是说,可能是人传物。如果冷冻生鲜产地的疫情仍在蔓延,冷链从业人员被感染的风险高,食品表面被从业人员污染的风险就高。食品生产和加工是劳动密集型的产业,特别是在冷链包装和运输方面,并不是所有的工作都能由机器完成。因此,加强冷链食品的检疫工作显得尤为重要。

129. 新冠疫情期间冷链食品还能买吗?

中国科协科学辟谣平台与中国食品科学技术学会共同发布的"2020年食品安

全与健康流言榜"中提到,截至目前,在全球8000多万确诊病例中,还没发现因直接食用冷冻食品而引起的感染。也就是说,正规渠道购买的正常冷冻食品是可以食用的。2020年12月21日,国务院关税税则委员会发布《国务院关税税则委员会关于2021年关税调整方案的通知》。在下调关税的商品名称中,包括了肉类、海鲜产品,这说明绝大多数进口食品是被允许进口的。

130. 新冠疫情期间购买进口冷链食品如何做好个人防护?

(1) 消费者在购买冷链食品时,应全程佩戴口罩。

(2) 冷链食品经营者应提供一次性手套,供消费者选购时佩戴。

(3) 消费者在选购冷链食品时,应避免直接接触冷链食品,经营者应提供食物夹等工具供消费者使用。

(4) 消费者在选购结束时,应当立即洗手或消毒双手,经营者应提供手消毒剂供消费者使用。

(5) 食物夹等工具应定期消毒,可使用有效氯500 mg/L的含氯消毒剂浸泡30分钟,再用清水洗净,或使用75%的医用酒精擦拭5分钟。工具使用频率较高时,可适当增加消毒频次。

(6) 减少或避免通过海淘购买冷链食品,如必须购买,在收到物品时要戴好口罩、手套,做好外包装消毒,要关注海关食品检疫信息。

131. 冷链食品运输和配送过程中的消毒包括哪几方面?

(1) 冷链食品配送过程中,司机及运输随从人员应当保持个人手部卫生,车内应当配备酒精类洗手液、消毒剂和纸巾,以确保在无清洁水洗手的条件下,也能对手进行定期消毒。

(2) 冷链食品配送过程中,人手频繁接触的方向盘、车门把手、移动设备等最有可能被病毒污染的表面,均要定期消毒。

(3) 为避免冷链食品被污染,司机须确保运输车辆、搬运工具及容器的清洁和定期消毒。

132. 食品销售经营过程应如何消毒?

(1) 食品销售经营区域的从业人员应保持良好的卫生操作,勤用洗手液洗手消毒以保持个人手部的清洁卫生。

（2）对人手频繁接触的各种把手（如门把手、冷藏设备把手、盛放器具把手、推车把手等）、按钮（如计算器、电子称量器具按钮等）等表面及时清洁并消毒。每天经营完毕后，应对经营区域进行全面消毒。

（3）方便顾客洗手消毒。应确保店内洗手设施运行正常，并配备速干手消毒剂；有条件时可配备感应式手消毒设施。

133. 冷链食品生产加工过程中的清洁消毒包括哪些方面？

冷链食品生产加工过程中，应当根据食品原料和产品特性、生产加工工艺特点，针对加工人员、生产环境及相关设备和设施制定有效的清洁消毒制度，并定期对消毒措施的执行情况和效果进行评价。具体包括以下 4 个方面：

（1）食品生产加工人员。进入作业区域的食品生产加工人员，应确认身体健康、个人防护满足相关要求，定时用含酒精的免洗消毒剂进行手部消毒。

（2）原料及半成品外包装。来自新冠疫情高风险地区（国家）的冷链食品原料和半成品进入企业或者入库前，应对其外包装进行严格、有效消毒；用于搬运冷链食品原料或半成品的工器具（如转运箱、勺子、钳子等），在每次使用完毕后应及时清洗和消毒。

（3）生产加工设备器具。生产加工前、加工后使用的器具应当分开放置并妥善保管，避免交叉污染。对生产加工后（或生产加工过程必要时）的所有设备和器具应当进行有效的清洗和消毒，并确保选用的清洁消毒程序和消毒剂能够有效杀灭新型冠状病毒。

（4）生产加工环境。加大对冷链食品原料加工处理各环节生产车间环境、即食和熟食食品各生产环节车间环境、储存冷库等高风险区域的消毒频次，生产加工过程、生产完毕后需对环境进行彻底清洁和消毒，特别应当加强对生产加工过程中人接触的各种操作台面、接触面/点（如门把手、开关、器具把手、电话、厕所等）、人流密集环境的清洁和消毒频次。

134. 如何对生产加工设备及环境进行清洁消毒？

（1）为节省清洁剂和水，先用物理方法将表面的污物清除。

（2）用水进一步冲洗掉污物，为减少气溶胶的产生，尽可能不使用高压水。

（3）将温度为 50～55 ℃的碱性溶液或合成洗涤剂/酶溶液施于待清洗的表面，接触 6～12 分钟后，清理、擦拭待清洁的表面。为使清洁剂与待清洁表面充分接触，垂直表面的清洁最好使用发泡洗涤剂。

（4）用清水冲洗掉碱溶液或清洁剂。

（5）由于碱溶液不能清除水垢或锈斑，因此可使用酸（如磷酸、盐酸或有机酸如柠檬酸、葡萄糖酸）清除水垢或锈斑。

135. 对加工肉类、水产品、蛋制品等富含蛋白质和脂肪食品的容器、设备或环境物体表面消毒时应注意什么？

各种肉类、水产品、蛋制品等富含蛋白质和脂肪的食品易在其接触物体的表面形成污垢且不易清除，因此必须对上述食品所接触的容器具、设备或环境物体表面进行彻底清洁之后方可消毒。并注意以下几点：

（1）清洗：① 碱性溶液是肉类、水产品、蛋制品加工环境最常用的清洁溶液。目前肉类加工企业最常用的清洁剂是 1.5％的氢氧化钠溶液。② 各种合成洗涤剂也可有效去除肉类沉积物、脂肪和污垢，使用时应在适当的温度下使其与待清洗表面充分接触并保持一定时间后方可用水冲洗。③ 能分解蛋白质的蛋白酶。用低浓度碱溶液将其配成蛋白酶溶液。由于酶在高 pH、高温下会失活，因此所配置的酶溶液温度和 pH 适中，可大大降低对待清洗表面的腐蚀。

（2）消毒：所有待消毒的设备或环境表面必须按照程序进行彻底清洁后方可进行消毒。通常使用的消毒剂包括含氯、碘的消毒剂或季铵盐溶液。含氯消毒剂反应后可被中和，消毒后的表面无须再清洗；而季铵盐类消毒剂可在设备上残留较长时间，因此季铵盐类和含碘消毒剂均需在使用后用水彻底冲洗去除。

136. 对加工设备及环境的消毒应注意什么？

（1）为保证消毒效果，防止消毒剂与物体表面接触不充分而降低其活性，所有待消毒的设备或环境表面必须进行彻底清洁后方可进行消毒。

（2）消毒后的表面是否需要清洗取决于所使用的消毒剂。含氯消毒剂反应后可被中和，而季铵盐类消毒剂可在设备上残留较长时间，因此季铵盐类和含碘消毒剂均需在使用后用水彻底冲洗去除。

（3）如果消毒后设备表面发生腐蚀，可在被腐蚀区域涂油保护。若涂抹用油为食品级产品则无须去除,若为非食品级油,则在下一加工班次开始之前应将油清除干净。

（4）对运动中的传送带和生产加工设备其他部件进行连续清洗时,使用原位清洗方法。

137. 餐饮加工过程应如何消毒?

（1）餐饮业应对所有冷链食品接触面、外包装和用具进行经常清洗和消毒,并加强餐(饮)具、调味品容器的清洁消毒。

（2）做好高频接触物体表面消毒,对各种设备、区域、接触面、高频接触点(如台面、夹子、服务用具、开放式自助展示台、门把)、垃圾桶、卫生洁具等进行更高频率的清洁和消毒。同时,加大对工作人员的工作服的清洁消毒频次。

（3）确保店内洗手设施运行正常,并配备速干手消毒剂;有条件时可配备感应式手消毒设施。

138. 食品生产经营者可选择的常用消毒剂有哪些? 各类消毒剂的有效成分和适应范围是什么?

可供食品生产经营者选择的常用消毒剂有:

（1）醇类消毒剂。有效成分是 $70\%\sim80\%$ 的乙醇,主要用于手和皮肤消毒,较小物体表面的消毒。

（2）含氯消毒剂。有效成分以有效氯计,适用于物体表面、果蔬和食饮具的消毒。次氯酸消毒剂还可用于空气、手、皮肤和黏膜的消毒。

（3）过氧化物类消毒剂。其中过氧化氢消毒剂的有效成分以过氧化氢 (H_2O_2) 计,质量分数为 $3\%\sim6\%$;过氧乙酸消毒剂的有效成分以过氧乙酸 $(C_2H_4O_3)$ 计,质量分数为 $15\%\sim21\%$。适用于物体表面、空气的消毒。

（4）季铵盐类消毒剂。有效成分依据产品说明书,适用于物体表面的消毒。

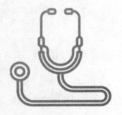

三、诊疗相关知识

139. 发热时如何去医院就诊?

如体温超过 37.3 ℃时,应到发热门诊就诊,或在预检分诊时由专门的医护人员引领至发热门诊。就诊时,应正确佩戴口罩,听从医院工作人员安排。发热患者就诊一律实行实名制,自觉出示身份证(或医保卡等有效证件)并由医护人员进行查验登记。在发热门诊就诊时,医生会进行详细的流行病学调查,患者应如实回答。

在医院发热门诊,患者主要进行血常规、C 反应蛋白、肺 CT 检查及核酸检测。由发热门诊护士抽血、采集标本,并由专人护送患者进行肺 CT 检查。检查结束后患者在留观室隔离观察,等待相关结果回报。结果回报后医生作出相应诊断,排除新型冠状病毒肺炎的患者即可转到相关科室进一步就诊,确诊或疑似新型冠状病毒肺炎的患者则按相关规定进一步收治。

140. 出现感染新型冠状病毒肺炎的症状,就医时有哪些注意事项?

(1)就医时应选择有发热门诊的定点医院。

(2)前往医院的路上及就医全程应佩戴口罩。

（3）避免搭乘公共交通工具，应呼叫救护车或者使用私人车辆。

（4）有症状的应时刻保持呼吸道卫生和双手清洁。在路上和医院站着或坐着时，尽可能远离其他人（保持 1 米以上的距离）。

（5）任何被呼吸道分泌物或体液污染的物体表面都应该用含有稀释漂白剂的消毒剂清洁、消毒。

（6）就医时，应如实详细讲述患病情况和就医过程，尤其是应告知医生近期的旅行和居住史、确诊或疑似病例的接触史、动物接触史等。

141. 新型冠状病毒肺炎如何治疗？

（1）卧床休息、加强支持治疗，注意水、电解质平衡，维持内环境稳定。

（2）根据病情监测各项指标。

（3）根据氧饱和度的变化，及时给予有效氧疗措施。

（4）抗病毒治疗：目前无有效抗病毒药物，可用广谱抗病毒药物缓解病情。

（5）抗菌药物治疗：加强细菌学监测，有继发细菌感染证据时及时应用抗菌药物。

（6）中医药治疗：根据症候辨证施治。

142. 怎样正确认识发热门诊的医生、护士穿防护服接诊病人？

（1）医务人员是疫情防控的主力军。医护人员做好个人的防护，才能更好地救助广大患者。

（2）为确保医务人员健康，应加强各类医院的防控措施，严格控制医院感染，强化医务人员防护，关心关爱医护人员，加强对医务人员健康的日常监测，才能及时对疑似病例进行有效检测和救治。

143. 没有发热症状的病人到医院看病，应该怎样做好防护？

如果没有发热症状，到医院就医时应尽量避免到发热门诊就诊。去医院之前，通过网上挂号、预约等形式减少候诊时间。到医院去时，戴好口罩。医院内的物品、环境表面最好不要用手随便去摸。随身携带手消毒剂，做好手卫生。条件允许的情况下，可以戴手套。

144. 怀疑自己可能感染新型冠状病毒，应该怎么办？

应及时到当地指定的医疗机构进行排查、诊治，就医时应如实详细讲述患病情况，尤其是应告知医生近期的旅行和居住史、确诊或疑似病例的接触史、动物接触史等。特别应注意的是，就诊过程中应全程佩戴口罩，以保护自己和他人。

145. 如果出现新型冠状病毒肺炎早期临床表现，是否意味着自己已被感染？什么情况下需要就医？

如出现发热、乏力、干咳表现，并不意味着已经被感染了。但如果出现发热（腋下体温超过 37.3℃）、咳嗽、气促等急性呼吸道感染症状，出现小范围聚集性发病，应到当地指定医疗机构进行排查、诊治。

146. 哪些人是新型冠状病毒肺炎的疑似病例？

结合以下流行病学史和临床表现综合分析，有流行病学史中的任何 1 条，且符合临床表现中的任意 2 条；无明确流行病学史的，符合临床表现中的 3 条，为新型冠状病毒肺炎疑似病例。

流行病学史：① 发病前 14 天内有病例报告社区的旅行史或居住史；② 发病前 14 天内与新型冠状病毒感染者（核酸检测阳性者）有接触史；③ 发病前 14 天内曾接触过有病例报告社区的有发热或呼吸道症状的患者；④ 聚集性发病。

临床表现：① 发热或呼吸道症状；② 具有病毒性肺炎影像学特征；③ 发病早期白细胞总数正常或降低，或淋巴细胞计数减少。

147. 哪些人是新型冠状病毒肺炎的确诊病例？

具备以下病原学证据之一者为新型冠状病毒肺炎确诊病例：① 实时荧光 RT-PCR检测新型冠状病毒核酸阳性；② 病毒基因测序，与已知的新型冠状病毒高度同源。

148. 新型冠状病毒肺炎患者出院或解除隔离的标准是什么？

体温恢复正常 3 天以上、呼吸道症状明显好转、肺部影像学显示炎症明显吸收、连续 2 次呼吸道病原核酸检测阴性（采样时间间隔至少 1 天），可解除隔离出院或根据病情转至相应科室治疗其他疾病。有个别临床病例虽然连续 2 次呼吸道病原核酸检测阴性,但肺部影像学仍有肺炎表现,这类情况不建议解除隔离。

149. 哪些人是新型冠状病毒肺炎的密切接触者?

密切接触者指从疑似病例和确诊病例症状出现前 2 天开始,或无症状感染者标本采样前 2 天开始,未采取有效防护并与其有近距离(1 米内)接触的人员。具体包括以下判定标准:

(1)共同居住、学习、工作或有其他密切接触的人员,如近距离工作或共用同一教室或在同一所房屋中生活;

(2)诊疗、护理、探视病例的医护人员、家属或其他有类似近距离接触的人员,如到密闭环境中探视患者、同病室的其他患者及其陪护人员;

(3)乘坐同一交通工具并有近距离接触的人员,包括在交通工具上照料护理的人员、同行人员(家人、同事、朋友等)或经调查评估后发现有可能近距离接触病例和无症状感染者的其他乘客和乘务人员;

(4)现场调查人员调查后经评估认为其他符合密切接触者判定标准的人员。

对于密切接触者,应实施医学观察。医学观察期限为自最后一次与病例、无症状感染者发生无有效防护的接触后 14 天。确诊病例和无症状感染者的密切接触者在医学观察期间若检测阴性,仍需持续至观察期满。疑似病例在排除后,其密切接触者可解除医学观察。

150. 哪些人是新型冠状病毒肺炎的可疑暴露者?

可疑暴露者是指暴露于新型冠状病毒检测阳性的野生动物、物品和环境,且暴露时未采取有效防护措施的加工、售卖、搬运、配送或管理等人员。

151. 对新型冠状病毒肺炎的密切接触者的监控建议有哪些?

(1)如果接触者出现症状,要提前通知医院,并尽快前往医院。

(2)前往医院的路上,接触者应该佩戴医用口罩。

(3)避免搭乘公共交通工具,应该呼叫救护车或者使用私人车辆运送病人,如果可以,路上打开车窗。

(4)接触者应时刻保持呼吸道卫生和双手清洁。在路上和医院站着或坐着时,尽可能远离其他人(保持 1 米以上的距离)。

(5) 任何被呼吸道分泌物或体液污染的物体表面都应该用含有稀释漂白剂的消毒剂清洁、消毒。

152. 新型冠状病毒肺炎的密切接触者多久可以解除医学观察?

根据目前对疾病的认识,密切接触者的隔离观察时间是 14 天。14 天后没发现其他异常情况,可以解除医学观察,密切接触者应继续主动配合基层医疗卫生工作者进行医学观察、健康管理。

153. 为什么要对新型冠状病毒肺炎的密切接触者进行 14 天医学观察?

目前对密切接触者采取较为严格的医学观察等预防性公共卫生措施十分必要,这是一种对公众健康安全负责任的态度,也是国际社会通行的做法。参考其他冠状病毒所致疾病潜伏期、此次新型冠状病毒病例相关信息和当前防控实际,将密切接触者医学观察期定为 14 天,并对密切接触者进行居家医学观察。

154. 如果接到疾控部门通知,你是新型冠状病毒肺炎的密切接触者,该怎么办?

按照要求进行居家医学观察,不用恐慌,不要上班,不要随便外出,做好自我身体状况观察,定期接受社区医生的随访。如果出现发热、咳嗽等异常临床表现,在指导下到指定医疗机构进行排查、诊治等。

155. 什么是新型冠状病毒无症状感染者?

新型冠状病毒无症状感染者是指无相关临床症状,如发热、咳嗽、咽痛等可自我感知或可临床识别的症状与体征,但呼吸道等标本新型冠状病毒病原学检测为阳性者。

无症状感染者可分为 2 种:① 感染者核酸检测阳性,经过 14 天潜伏期的观察,均无任何可自我感知或可临床识别的症状与体征,始终为无症状感染状态;② 感染者核酸检测阳性,采样时无任何可自我感知或可临床识别的症状与体征,但随后出现某种临床表现,即处于潜伏期的"无症状感染"状态。

156. 新型冠状病毒的无症状感染者有无传染性?

根据国家和部分省份开展的密切接触者监测数据,无症状感染者的密切接触者存在二代病例续发,流行病学调查中发现个别由无症状感染者导致的聚集性疫情,有小样本量的研究显示无症状感染者呼吸道样本中的病毒载量与确诊病例没有太大差异。综合目前的监测和研究,无症状感染者存在传染性,但其传染期长短、传染性强弱、传播方式等尚需开展进一步科学研究。部分专家认为鉴于无症状感染者的呼吸道标本能检出病原核酸,但由于无咳嗽、打喷嚏等临床症状,病原排出体外引起传播的机会较确诊病例相对少一些。

157. 如何做好新型冠状病毒无症状感染者的风险评估及其防控?

无症状感染者存在传播风险,主要表现如下:

(1)传播的隐匿性。由于无症状感染者无任何明显的症状与体征,在人群中难以被发现,所以其导致的传播也难以预防。

(2)症状的主观性。症状轻微或不典型者可能认为自己没有感染病毒,所以不会主动去医疗机构就诊,在日常的诊疗工作中难以被发现。

(3)发现的局限性。由于存在检测窗口期,采用核酸检测和血清学检测方法难以发现全部无症状感染者,现有的无症状感染者主要是通过病例的密切接触者主动筛查、感染来源调查、聚集性疫情调查和对高风险地区人员的主动检测发现的,尚有部分无症状感染者难以被发现。

因此,要突出做好无症状感染者监测,有针对性地加大筛查力度,将检测范围扩大至已发现病例和无症状感染者的密切接触者、重点地区和重点人群等。一旦发现无症状感染者,要立即按"四早"要求(早发现、早报告、早隔离、早治疗),严格集中隔离和医学观察,对密切接触者也要实施隔离医学观察。

由于部分无症状感染者始终无症状,实际防控工作中无法将发现和隔离无症状感染者作为主导措施。因此,我们仍将继续着重于及时发现隔离确诊患者,并做好密切接触者管理。我国的经验表明,做好确诊病例的及时发现和隔离,并适度采取减少人际接触等措施,可以基本阻断疫情传播。

158. 如何做好新型冠状病毒无症状感染者防控管理?

(1)完善防治方案。抓紧在疫情重点地区抽取一定比例样本,开展无症状感染者调查和流行病学分析研究,完善防控措施,修订完善防控方案和诊疗方案,科学应对无症状感染者带来的感染风险,遏制可能形成的新的疫情传播。

（2）加大筛查监测。有针对性地加大筛查力度，将检测范围扩大至已发现病例和无症状感染者的密切接触者、重点地区和重点人群等。结合复工复产复学实际，加强对重点城市、重点人群、重点场所的监测，最大程度发现隐患。做好疫情跨境输入输出防范，对所有入境人员进行核酸检测。发现无症状感染者后，及时开展流行病学调查，查清来源，公开透明地发布信息。

（3）强化管理救治。一旦发现无症状感染者，要立即按"四早"要求，严格集中隔离和医学管理，对密切接触者也要实施隔离医学观察。隔离期间出现症状，立即转运至定点医疗机构进行救治。

（4）加强群防群控。坚持群专结合，加大防疫知识科普宣传力度，指导公众科学防护，广泛开展培训，提高基层疾控人员、医务人员和社区工作人员等的防控能力和水平。

159. 新型冠状病毒肺炎患者出院后如何进行管理？

患者达到出院标准出院后有没有复发风险、有没有传播风险、有没有后遗症等，都需要进一步的研究。在流感及其他呼吸道疾病的高发季节，刚出院的患者在恢复期机体免疫功能低下，有感染其他病原体的风险，因此，《新型冠状病毒肺炎诊疗方案（试行第6版）》增加了出院后的管理，希望医院和社区能够很好对接，实施患者出院后管理。具体要求如下：

（1）持续关注健康状态。定点医院要做好与患者居住地基层医疗机构间的联系，共享病历资料，及时将出院患者信息推送至患者辖区或居住地居委会和基层医疗卫生机构，给予连续健康监测。

（2）自我隔离。患者出院后，因恢复期机体免疫功能低下，有感染其他病原体的风险，建议继续进行14天自我健康状况监测，佩戴口罩，有条件的住在通风良好的单人房间，居室环境保持清洁，减少与家人的近距离密切接触，合理营养，分餐饮食，做好手卫生，避免外出活动。建议在出院后第2周、第4周到医院随访、复诊。

160. 新型冠状病毒肺炎出院患者如何做好复诊复检工作？

新型冠状病毒是一个新发现的病毒，而新型冠状病毒感染的疾病也应是新发传染性疾病。对该类疾病，目前还是未知大于已知，对其致病机理、病程全貌和病程的转归，不同病程阶段的特点，还需要不断地加深认识。对患者进行全程的管理,一方面能够促进患者全面恢复健康,另外一方面也有利于疫情的防控。国务院联防联控机制下发了《新冠肺炎出院患者复诊复检工作方案》,这个工作方案就是要周密、细致地做好患者出院后的管理工作,包括隔离观察、健康监测以及康复管理等,加强对患者全程的管理,有利于患者身心全面的康复。在这项工作的实施过程当中,因为涉及不同的机构,如定点医院出院前要制订好 2~4 周的复诊复检的计划,同时还要对出院患者做好健康指导,如回家以后该怎样通风,怎样做好个人的自我健康监护等。

同时,在隔离期间,有的是居家隔离,也有的地方实行隔离场所的集中隔离。在隔离的过程中,既要加强自身的康复,同时还要做好 2~4 周的复诊复检,跟踪随访相关的检查。如果是需要康复的患者,症状轻一些的可以居家,由社区、医疗机构进行康复指导;如果需要专业的康复机构,也可以由专业机构介入。总而言之,出院以后的全程管理,一方面需要定点医院、社区的医疗机构以及社区几方面的无缝衔接,另一方面需要患者和患者家人的密切配合,最终使得出院患者得到身心的全面康复。

161. 出院复阳的新型冠状病毒肺炎患者是否需要继续接受治疗?

一般情况下,复阳的患者都没有明显的临床表现,目前看大部分复阳的患者都没有症状,只是核酸检测出现了阳性,也有极个别的会出现一些症状,但是病情恶化的病例是非常少的。所以针对复阳,我们首先要进行相应的隔离,因为复阳仍然可能具有传染性和传播的风险,所以要到定点医院进行隔离观察。二是进行密切的医学观察。尽管大部分的病人没有症状,但是极个别会有临床表现,我们需要进行医学干预。所以综合来看,一方面应隔离,另一方面应进行相应的医学观察。

目前针对复阳的情况,《新型冠状病毒肺炎诊疗方案(试行第 6 版)》中有明确的出院后管理的相关建议,患者在出院以后要居家隔离观察 14 天,戴口罩,做好手卫生,最好采取单间隔离等一系列的隔离措施,也避免复阳人群可能潜在的传播风险。

在居家隔离期间,也要继续观察病情的变化,出院 2~4 周以后,建议到医院随访,如果发现病情可能进展的风险,进行及时的干预。

162. 新型冠状病毒肺炎患者在出院后居家隔离时有哪些要求?

患者治愈出院以后,后续还有一系列的管理,主要包括隔离医学观察,以及健康的监测、复诊复检、康复管理这几个方面。在进行隔离观察的过程中,有条件的应居住在通风良好的单人房间,分餐分食,注意手卫生,同时减少与家人的近距离密切接触。在家人照顾过程中,需要患者和家人都佩戴口罩,同时也要注意给患者加强营养。

出院后患者心理的恢复,与疾病和身体的恢复同等重要。社区应当关注、关心和关爱出院患者。应当加强心理疏导和随访管理,并做好重点人群危机干预。

163. 有基础疾病的新型冠状病毒肺炎患者出院后在集中隔离期间应如何就医?

有很多重症和危重症的新型冠状病毒肺炎患者常常伴有基础疾病,这些基础疾病是导致病情恶化的因素,因此基础疾病的诊断和治疗是非常关键的。对患有基础疾病的新型冠状病毒肺炎患者,国务院联防联控机制专门颁布了《关于做好新冠肺炎与原发基础疾病分类救治有关工作要求》。其中强调,对有基础疾病的患者一定要给予积极的治疗干预,对有基础疾病的恢复期新型冠状病毒肺炎患者,需要区分对待,分区进行治疗。具体有几个方面的要求:

(1)对新型冠状病毒肺炎已经痊愈,只是治疗基础病的患者,要转到专科医院或者具有综合救治能力的医院进行进一步救治。从新型冠状病毒肺炎的定点医院到其他综合医院,中间的环节应当进行很好的衔接。

(2)对于病情确实很重不能搬运的患者,强调就地治疗。在定点医院,要有相应的多学科团队(MDT)对有基础疾病较重不能转运的患者进行积极救治。对于一些基础疾病不是很重的患者,则可以在社区医院、家庭医生的照护下进行相应的管理。回到社区后,应进行密切的监察和随访。

164. 如何做好出院后出现后遗症的新型冠状病毒肺炎患者的康复管理?

肺部严重感染可能会发展为纤维化,实际上肺纤维化本身也是疾病进展的结果。就像我们皮肤割破了以后会出现瘢痕一样,肝硬化、肝纤维化、肺纤维化都是类似的"瘢痕"。肺纤维化,常常表现为气短、呼吸困难、咳嗽等。因此,我们对肺纤维化的干预、预防和处理都是非常重要的。从肺纤维化的病因来说,慢性损伤更容易导致纤维化,比如尘肺、慢性的间质性肺病等,如果不进行有效的干预,时间久了以后会出现纤维化的表现,甚至会影响肺部功能,导致患者不能正常地工作和生活。

但是,新型冠状病毒肺炎是一种急性的病毒性传染病,病程比较短,所以导致肺纤维化发生、发展的概率是比较低的,尤其是轻症病例,大部分不会出现肺纤维化。但是重症和危重症的病例,有可能会出现肺纤维化。新型冠状病毒肺炎对肺脏的损害是比较重的,有明显的炎症和损伤,炎症损伤之后修复的过程就是纤维组织增生的环节。修复和纤维组织增生是个动态的过程,如果病情不重,可能很快就吸收了,但若严重的话,可能会残留一些纤维化。从病亡的病人解剖可以看到一些实变和纤维化的表现,因此对新型冠状病毒肺炎的重症和危重症的病例要重视纤维化的发生和发展。

针对这种情况,国家卫健委有一系列的文件,包括出院患者康复的管理规范,以及健康管理的一些规范。这些办法都要求密切监测和随访这些病人。一方面,出院以后要通过康复的手段,包括中医等方法进行相应的干预,避免后遗的纤维化发生和发展等。另一方面是进行密切的监测随访,对重症、危重症的病例要长期随访,因为纤维化的发生、发展不是短期内发生的,可能需要一段时间,可能在出院以后1个月、2个月、3个月甚至更长时间才出现,所以强调对重症和危重症的病人要长期随访,观察可能发生的问题并及时进行干预。当然,作为一种新发的传染病,它的转归到底是什么情况,仍然需要很多研究工作。目前科技部也在开展一系列有关恢复期病人的研究,希望通过这些研究,找到病变进展或者恢复规律,以指导临床实践。

四、疫情期间心理建设

165. 新冠疫情期间,除了关注身体健康外,很多专家、媒体也在不断强调让人们注意心理健康,什么才是心理健康?

简单来说,心理健康指的是一种生活适应良好的状态。心理健康的人没有心理和行为的异常,具有积极发展的心理状态。世卫组织认为,心理健康包含主观上的幸福感、有自我效能感、有自主性、能实现自己智力和情感上的潜能等。

此次新冠疫情是一次突发事件,对人们的学习、工作和生活产生了非常大的影响,打破了人们原先良好的生活适应的状态,心理健康面临挑战。

166. 新冠疫情期间如何判断自己的心理是否健康?

新冠疫情使得人们越来越多地去关注自己的心理健康问题,如何判断自己的心理是否健康,可以参考心理健康的判断标准。

167. 心理健康标准有哪些?

心理健康的标准有以下几条:

(1)认知健康,认知过程正常,智力正常;

（2）情绪健康，情绪反应与刺激相适应；

（3）人格健康，人格结构完整统一，悦纳自我；

（4）社会功能健全，社会适应良好，人际关系和谐，热爱生活；

（5）具有较好的心理调适、应对压力和挫折的能力。

168. 新冠疫情中常见的心理健康问题有哪些？

面对突如其来的新冠疫情，较易产生应激反应，表现出以下常见的心理健康问题：

（1）情绪问题。常见的情绪问题有焦虑、恐惧、抑郁、绝望、愤怒等，并且情绪相比于平常有更大的波动。

（2）认知问题。常见的认知问题有自我价值感降低、注意力不集中、记忆力下降、对生活缺乏控制感、无助等。

（3）行为问题。常见的行为问题有逃避、退化与依赖、敌对与攻击、无助与自怜、物质滥用等。

（4）社会心理问题。常见的社会心理问题表现为对患病人员或疑似患病人员的歧视、偏见等。

（5）家庭问题。常见的家庭问题表现为与家庭成员闹矛盾，家庭人际关系紧张等。

169. 人们常说的心理问题、心理疾病、精神病有什么区别？

人们的心理健康状态是可以分为不同的等级的，从健康状态到心理疾病状态，一般可划分为 4 个等级：心理健康、心理不良、心理障碍和精神疾病。

（1）心理健康：心理健康的人认知、情绪健康，人格结构完整统一，悦纳自我，社会功能健全，具有较好的心理调适、应对压力与挫折的能力。

（2）心理问题：介于心理健康与心理障碍之间的状态，也是正常人群组中常见的一种心理亚健康状态，往往是由于个人心理素质（如过于孤僻、敏感等）、生活事件（例如此次新冠疫情等）或身体不良状况（如长时间加班劳累、身体疾病）等因素所引起。持续时间短，不会对自己日常工作、学习和生活造成很大影响，通常能够自行调整。

（3）心理障碍：由于个体及外界因素所造成的心理状态的某一方面（或几方

面)发展的停滞、超前、退缩或偏离。严重心理障碍的人能意识到自己的心理出现了某些异常,这些异常对其产生了比较大的困扰,但是还没有达到疾病的程度。只有表现为对工作、学习和生活产生了严重影响的时候才能被认为是精神或心理疾病。

(4)精神疾病:也可称作心理疾病,精神疾病包括神经症、精神病和人格障碍。神经症主要指的是心理社会因素引起的,主要表现为焦虑、抑郁、恐惧、强迫、疑病或神经衰弱症状的精神障碍,患者能够意识到自己的痛苦并且具有强烈的就医欲望。精神病则通常没有明显诱因,主要由生物因素引起的,如精神分裂症。精神病患者通常没有意识到自己患病,不会自愿去就医。人格障碍则是指明显偏离了个体文化背景预期的心理体验和行为,具有适应不良的特质。由此可见,不是所有的心理上的不适都称作精神疾病或心理疾病,只有对工作、学习和生活产生严重影响时才考虑是精神疾病。

170. 在新冠疫情期间,感觉自己做事情难以集中精力,别人提到与疫情相关的信息我就有点害怕,我是不是有心理疾病?

此次新冠疫情算是一次比较大的生活应激事件,造成的心理影响往往是暂时的,属于一般心理问题的范畴,通常能够自行调节或在疫情结束后消失,本书后文中也针对各种心理问题提供了有针对性的建议。当然,如果感觉到疫情带来的心理不适对自己的学习、工作或生活造成了比较大的困扰,难以自行调整,就需要考虑向专业人士求助了。

171. 影响心理健康的因素有哪些? 在新冠疫情中应如何规避那些不利因素?

影响心理健康的因素很多,综合来看,心理异常是遗传、生理、发展、情绪、认知、社会及社会影响等因素交互作用的结果。

(1)遗传因素:心理健康与遗传因素有关,许多研究发现,遗传因素在情感障碍、精神分裂症、智力障碍、阿尔茨海默病、抑郁等中起着重要作用。例如,抑郁症患者家庭成员的发病率为9%,高于基线水平。

(2)生理因素:心理健康与生理因素有关,一些心理障碍的发生与特定脑部的病变或损伤有关,例如海马损伤会表现为记忆的损伤;还有一些心理障碍的发生与特定的神经递质的分泌异常有关,例如5-羟色胺的活动水平低会减少抑制,导致冲动、易激惹、暴饮暴食等;长期的慢性疾病还会损害患者的心理健康,产生抑郁倾向,甚至导致自杀。

(3)发展因素:心理健康还与个体早期及成长的环境有关,例如早期的创伤经历、家庭环境、家庭教养方式、学校教育、个体的教育水平等。

(4)情绪因素:通常而言,消极波动的情绪会对心理健康造成损害,而稳定积极的情绪有益于身心健康。

(5)认知因素:人们的认知之间会相互影响,如果多个认知之间产生矛盾和冲突,容易产生消极的感受。如果这种矛盾和冲突越强烈,人们就有更大的意愿和需要去消除这种冲突,如果长时间不能消除,就容易产生心理问题。

(6)社会因素:人们所处的政治、经济、文化教育和社会环境都会影响人的心理健康,例如此次暴发的新冠疫情,就是一个社会因素,会引发人们的恐慌、焦虑等消极的情绪。

可以看到,影响心理健康的因素非常多,因此,此次新冠疫情中,除了要做好防护,也需要合理膳食、适当运动、作息规律,确保有好的身体,避免一些不利的生理因素对心理健康产生影响。另外,我们还可以给自己建立工作、学习和生活的目标,不要无所事事,多关注疫情中的积极面,学会合理的情绪调节方法,积极利用好各种正式和非正式的社会支持等。在本书后文中,将会针对新冠疫情中具体的心理健康问题,详细说明防护和应对方法。

172. 新冠疫情期间要维护好心理健康,那么心理健康对人们的生活有哪些影响?

心理健康对人们生活的影响是多方面的,是一个人全面发展所必备的条件之一。它对个体生活主要有以下几个方面的影响:

(1)心理健康影响身体健康。心理健康与疾病风险及死亡率相关,保持健康良好的心理状态可以促进身体健康,有助于疾病恢复。

(2)心理健康影响学习和工作效率。个人的学习、工作效率会受到人们的认知能力、情绪状态、动机等因素的影响,心理健康是人们高效学习和工作的保障。

(3)心理健康影响家庭关系。个人的心理健康也会影响到亲密关系、家庭关系。心理健康的人在亲密关系或家庭关系中表现出更多的接纳、分享、共情,更易在关系中获得安全感。

(4)心理健康影响社会功能。心理障碍的人社会功能受到损害,心理健康的人则能够适应社会环境,和他人建立良好的合作关系,热爱生活。

(5)心理健康影响个人成就。长期来看,心理健康和个人成就密切相关,心理健康的人有更多的个人情绪情感和社会支持的资源,能积极应对消极事件的影响,将更多精力聚焦于工作,更易获得较高的个人成就。

173. 疫情防控常态化情况下,应保持怎样的心态?

疫情防控进入常态化,防控的形势变了,我们的心态也应当适时调整,保持一颗"平常心"。

(1)要克服麻痹思想。不能因为疫情防控形势好转而放松警惕,零感染不等于零风险,特别是在呼吸道传染病高发的秋冬季节,外防输入的任务依然艰巨,内防反弹的复杂性依然存在,稍有松懈和麻痹,就可能导致疫情出现反复。必须时刻牢守疫情防控的底线,多措并举实现精准化常态防控,共同巩固战"疫"成果。

(2)不必过度恐慌、焦虑。目前全国疫情防控阻击战已经取得重大战略成果,生产生活秩序全面恢复,各地各级政府正在努力克服新冠疫情带来的不利影响。同时,我国已经积累了抗击疫情的经验和能力,完全有能力应对可能的突发情况,我们有信心彻底战胜疫情,用积极的心态迎接最后的胜利。

174. 普通人有哪些常见的心理健康问题?

(1)睡眠障碍:主要出现在疫情期间长久压力下的一线抗疫人员,或者长时间居家隔离因打破生活规律而变得孤独、寂寞、无聊的普通人身上。这些人的睡眠节律变得紊乱,很多人有失眠(入睡困难)、早醒、睡眠不适、多梦、昼夜节律颠倒、醒后疲乏不振作等情况出现。

(2)强迫行为:疫情导致的焦虑通过强迫行为予以宣泄,具体表现为强迫性洗手、过度清洁等。疫情期间,人们对洗手、消毒、通风都非常重视,有的人可能会因为紧张导致过度清洁行为持续或强化。

(3)敏感烦躁:目前,疫情得到很好的控制,但有些人对疫情的紧张与焦虑仍旧存在,比如担心疫情会卷土重来、疑心身边有疑似患者等,从而导致过度敏感。此外,长时间居家,注意力持续放在疫情上而不能很好地转移到工作、学习上,导致积累过多工作或者学习任务,为了补偿疫情带来的损失增加工作、学习时长而带来烦躁的情绪。

（4）情绪消极：常见对生活、未来丧失信心，看淡一切，看空生死，对事物没兴趣、悲观、颓废、抑郁，甚至自暴自弃。更有甚者会出现网络、游戏、酒精、药物成瘾的苗头，如上网时间过长、沉迷于手机游戏等。有的人为了缓解不良情绪、促进睡眠，会有物质滥用的情况，比如酒瘾、烟瘾逐步加重，安眠镇静药量增大等。

（5）社交退缩：长期待在家中无法适应外界节奏，或因害怕感染而不出门，主要表现为回避与人交往。

175. 心理健康问题到什么程度就需要接受心理治疗？

建议可以先进行自我心理调节，如果调节不奏效，或者每周失眠 3 次以上、持续 3 个月以上，强迫行为每天 2 个小时以上，影响正常生活，就需要看心理医生。

176. 不能外出活动，天天窝在家中感到无聊，怎么办？

在特殊时期，突然减少社交及活动，人人都难免会感到被孤立或者无助。我们可以通过下面的方式来缓解这些负面的情绪：

（1）利用假期，做好家庭生活建设。打扫卫生、做饭、增进家人感情都是很好的家庭生活建设。例如，和孩子共同读书，全家一起进行讨论等，通过这些活动增进夫妻关系、亲子关系。同时，进行家庭生活建设也能帮助我们将注意力从疫情转移到别的地方，将危机事件转化为好事。

（2）积极规划假期，规律生活。培养积极的兴趣爱好，开展健身、学习网课、阅读等。减少使用电子产品的时间，多和家人、朋友交流。

177. 居家时间久了，如何做好心理防护？

疫情防控认知要科学，从官方的渠道了解信息，客观理性地认识疫情，不要相信、传播不可靠的小道消息。居家生活安排要合理，可以跟家里人进行一些健身活动和休闲活动，整理以前没有整理好的文档、照片，规划接下来的工作和生活，和家人一起分享家庭计划等。充分认识到情绪的重要性，负面情绪会给我们身体、心理带来负面的影响，比如导致心慌、头痛等躯体不适，严重的睡眠问题，甚至免疫力下降。要正视自己出现的不良情绪，学习觉察和评估自己所处的情绪状态。可以尝试转移自己的注意力，与家人交流表达自己的情绪，做适当的放松活动，如深呼吸、肌肉放松、适宜的运动等释放情绪。最重要的是要保持心态平和，以积极乐观的心态看待疫情,看待生活。当察觉到自己有较严重的症状,或自己产生明显的负面影响时,要及时寻求帮助。可以与家人、朋友交流,寻求心理的支持;也可以向心理卫生专业人士寻求心理援助,拨打心理热线或网上寻求心理咨询,必要时可以去精神专科门诊。

178. 孕妇每天都很恐慌,应该如何调适?

（1）理性接纳。孕妇在疫情影响下,更容易感到焦虑,要学会接纳自己的情绪。

（2）营造安静、舒适的环境。除产检外,尽量不要外出,居家休息。

（3）合理安排生活。保持规律作息,学习一些孕期知识,做适当的家务和居家运动。

（4）查阅资讯。还可查询权威资讯,包括医疗机构的线上咨询,但要避免信息过载。

（5）寻找情感支持。可以与家人、朋友倾诉,或寻求专业人员支持,及时排遣不良情绪。

179. 小朋友在家里待不住,总吵着要外出,怎么办?

爱玩耍是孩子的天性,在疫情期间家长需要做好以下几点:

（1）做到正确的示范。在我们要求小朋友不出门、少出门时,家长首先要身体力行,做好表率。

（2）认真倾听感受。鼓励孩子说出自己内心的感受,做到积极交流,耐心倾听,充分理解。

（3）陪孩子玩一些创造性的、教学类的、活动性的游戏,比如故事接龙、童话表演等,通过多种方式来转移小朋友的注意力,排遣他们的不良情绪。

180. 小学生如何加强行为训练?

小学生的行为训练需要在家长的帮助下完成:

（1）帮助孩子安排充实的学习和娱乐生活,合理规划作息时间、营养膳食及运动;

（2）对各种场景下的防护要进行针对性的训练,为复学做好准备。

181. 初三、高三学生,如何面对生活学习节奏的变化?

（1）让生活作息维持规律是应对疫情带来的生活学习节奏突发变化的必要条件,列一个日常生活计划并认真执行,避免自乱阵脚。

（2）除紧张的学习生活外,适当安排自己平时喜欢的、能带来充实感、愉悦和放松感的活动。

（3）面对自身的情绪波动,不批判、不责备,如果出现负面情绪应进行自我疏导或寻求帮助。

182. 作为家长,我们能做些什么?

家长可以尝试做到以下几点:

（1）注意观察自己的精神心理状态是否稳定;

（2）留意孩子的日常行为,是否发生显著变化;

（3）如果发现孩子的行为让自己担心,和孩子坐下来谈一谈,先了解一下孩子当前内心的感受和想法,并询问孩子有什么样的需求,希望得到什么样的帮助;

（4）引导孩子使用评估工具进行评估;

（5）对孩子出现的问题保持冷静,不要显得过度惊慌失措。

183. 哪些学生更容易出现心理问题?

（1）既往存在精神和心理问题的学生。

（2）有血缘关系的家族成员患精神心理疾病的学生。

（3）近期负面生活事件较多的学生。

（4）平素性格过于敏感,容易紧张的学生。

184. 我们可以怎样帮助孩子在疫情期间做好心理防护,保证他们的心理健康?

（1）关注情绪,让孩子感到安全。孩子的情绪可能源于很多方面,比如成人所表现出来的焦虑和不安,或者他们好动的天性得不到适度的释放,但由于能力有限,他们表达这些情绪所采用的方式经常是本能的哭闹和发脾气。所以,一方面,家长需要接纳孩子的情绪;另一方面,家长可以和孩子玩一些可以帮助他们释放压力的游戏,特别是一些可以愉悦身心的游戏,如枕头大战。

（2）给孩子确定感，增强他们的心理预知。家长可以尝试用客观、中立、淡定的态度和用孩子能理解的方式描述事实，帮助孩子在心理上增强预知感，降低不确定性。此时，可以给他们播放一些优质的、专供儿童观看的疫情动画，或者用故事或绘本的形式向孩子传递科学知识，做好科学防护。比如告诉孩子这个病的名字，可以把它比喻成一个隐形的小怪物，它会偷偷溜进人的身体，只有专门的人可以打败它，这个人就是医生。小怪物最怕香皂和口罩，只要有了这 2 样武器，它就不敢靠近。可以通过读绘本给孩子听，告诉孩子我们能做的是保护好自己，保证健康，让自己更强壮。

（3）调整认知，重建积极生活。如果孩子的年龄在 6 岁以上，那么家长对他们讲清楚疫情的发生及进展会相对容易很多。此时，他们的道德感、同理心、逻辑思维都在迅速发展，可以借此机会和他们探讨有关价值观内容，比如敬畏自然、人类的命运是紧密联系在一起的等观念。

185. 留学生在国外如何面对跨文化差异？

留学生应认识到疫情的危害，积极主动地做好有效隔离与防护。这期间除了保持和家人、朋友的联系、沟通和交流以外，应格外注意跨文化因素可能导致的一些问题。因为人类在面对疾病等应激问题时，会对既往的文化与习俗造成很大差异和影响。学生群体往往从众心理较强，可能还会受来自不同国籍的朋友、恋人等的影响。因此，在国外的留学生应有意识地监测自己的从众心理，为自己做出符合自身利益的理性选择。

186. 留学生回国隔离需注意什么？

有很多留学生计划回国，回国后首先要面对的是 14 天的隔离。这个过程看上去轻松，但相信每一位经历者都会有不同的内心体验。如何让这一过程更加轻松呢？试着做到以下几点：

（1）和家长、朋友保持日常联系；

（2）同伴之间应当彼此关心，多进行交流；

（3）不要恣意发泄情绪，以免造成后续的恶性循环。

187. 居家防疫时有什么办法能调整自己或家人的情绪？

整天都待在家里确实很无聊，总想出去散散心、透透气。但是换个角度想一想,如果想要立刻享受到旅行、外出的快乐,就有可能感染病毒。与其付出巨大的代价,不如延迟满足,这样就能获得更高的安全保障。重新调整作息时间,从普通的事件中找到特别的意义可能会让你格外高兴。比如,写一写、画一画居家的自己,弹一曲自己喜欢的歌曲,写一篇自己欣赏的小文章都可能有助于缓解烦躁情绪。可以通过深呼吸、运动等方式放松自己;可以通过看书、看电影、听音乐等方式转移注意力;可以向家人朋友倾诉,得到他们的鼓励和支持;可以书写日记,记录心情,与自己不合理的想法"辩论";可以和家人下棋等。

188. 网上有很多与疫情有关的新闻,看完心里很压抑,但又忍不住总想去看,这是怎么回事?

当我们看到与疫情有关的图片、视频、文字等,难免会产生悲伤、焦虑、恐惧等负面情绪。这些负面情绪可能会使我们感到身体不适,同时又反过来促使我们不断查看新的进展以确保自己是否安全。这样一来,负面情绪再次被强化。因此,我们可以限定自己上网查阅新闻的次数,如把"随时看新闻"改成"一天只看 2 次",减少负面信息的输入,重点关注利好消息,对自己进行积极的心理暗示,增强对抗疫的信心。我们每天对疫情的关注度不要超过接受信息量的 40%,这样既不会遗漏关于疫情的重要信息,又不至于由于接受过多的负面新闻而影响自己的心情。

189. 看完新闻我也紧张起来了,紧张的情绪也会"传染"吗?

情绪的确会在人与人之间"传染",这种"传染"之所以会发生,是因为人们天生就有感受他人情绪的能力,即"共情"能力。共情是人们在遇到困难时彼此支持的基础。所以,你可以做一些释放紧张情绪的小活动,如做些家务劳动,看看喜剧片,以及试着从不同的角度解读这次疫情,从中找到一些积极的、可能为生活带来改变的信号。

190. 如何看待疫情期间出现的睡眠问题?

重大疫情出现时我们每个人都会或多或少产生担忧和恐惧。失眠和恐惧一样,都是我们面对危险的反应模式。比如远古时期的人类面对自然灾害或者猛兽,无论是与之搏斗,还是躲避,都是无暇安然入眠的。面对重大疫情,出现入睡困难、易醒、早醒、睡眠浅及白天精力不足、困倦等失眠症状是正常反应,我们无须为此过度担忧。疫情来临之际,最先出现的是短期失眠,这是人们在面对外界压力和应激性事件时常常会出现的正常现象,多数人在事件过后可恢复正常,所以不必对此过度担忧。有少数人不能正确应对,发展出一些不良的观念和行为习惯,才会转化为慢性失眠。

191. 疫情期间如何保持良好睡眠?

（1）缓解恐惧是维持良好睡眠的根本之道。应通过正规渠道了解疾病的准确信息以及相关防控知识;不信谣、不传谣,以免引发不必要的恐慌。

（2）控制每天查看疫情相关信息的时间,尤其在睡前1小时内避免查看过多与疫情相关的信息;不要过分关注其中的负面信息,应同时关注正面信息（如多数病人症状较轻,可自行恢复;已有越来越多的病人治愈出院等）。

（3）在休假期间,也要保持规律的睡眠节律,规定好自己的学习、工作、锻炼、娱乐和就餐时间。

192. 疫情期间出现了失眠该如何调整?

（1）感觉非常恐慌害怕的时候通过电话和短信向亲人朋友倾述,寻求亲情和友情的支持;学会放松,如深呼吸等。

（2）睡眠环境要舒适,卧室要安静,光线柔和,温度适宜,过冷或过热都会影响睡眠。

（3）不要空腹就寝,睡前避免过量饮水,不要喝咖啡因类饮料（如咖啡、茶、可乐、可可等）,不要吸烟。

（4）睡前2小时内不要剧烈运动,睡前1小时内避免接触手机、游戏机、平板电脑等带发光屏幕的电子设备。

（5）晚上要早点安排时间解决麻烦的问题,如果解决不了,躺在床上仍翻来覆去地想,可以把脑中的想法全部写在本子上,放在床头的抽屉里,告诉自己:"我的烦恼都已经写在本子上了,现在我可以睡觉了。"这有助于减少烦恼,帮助入睡。

（6）如果还睡不着,可起床离开卧室,做些温和的活动:如读书看报,听音乐等,感到困倦时再上床睡觉。不要反复看时间,这样反而会引起担心、愤怒和挫败感,这些情绪会加重失眠。

（7）不管多晚睡,第二天早晨要同一时间起床,这样能帮助自己建立"生物钟"。

（8）可以拨打心理热线,向专业心理治疗师、咨询师寻求帮助和干预。

193. 总是焦虑怎么办?

（1）避免过分关注疫情。如果做好了正确的防范,就不必对疫情过分关注,将注意力投入更多积极、有意义的事情上。

（2）保持社会联络。通过网络、短信、电话与熟悉的朋友保持畅通联系,借助与亲朋好友的互动,关注生活中的美好事物,转移对疫情信息的过度关注。

（3）居家也不打乱作息。保持正常的生活规律、良好的生活节奏和习惯,有利于增强抵抗力。

（4）积极投入工作。全身心投入眼下的重要工作,从专注中寻找乐趣、发现意义。

（5）主动寻求帮助。如果持续心情不好,紧张不安,提心吊胆,拿不起、放不下,始终难以自我缓解,可以主动拨打心理热线或通过网络咨询等,寻求专业人员的帮助。

194. 担心感染怎么办?

（1）保持适当警惕。对可能感染的疾病保持警惕,监测体温,了解自己的身体情况,一旦有异常应及时寻求医学专业支持。

（2）进行放松训练。通过听音乐、深呼吸、尝试冥想训练等,放松身心,让心态慢慢平稳下来,减少无谓的忧虑与担心。

（3）调节生活节奏。设计好疫情期间的生活工作计划,多掌握健康科学知识,提升自己的认识水平,吸取更多正能量。

195. 总是恐慌怎么办?

（1）不信谣、不传谣。对于新型冠状病毒,从完全无知到知之甚少、到逐步了解,研究人员已经掌握了不少规律。要通过官方渠道客观了解疫情相关信息,不要轻信谣言。

（2）相信科学的力量。科学的力量已经帮助我们战胜了很多病魔。在抗击疫情的战役中,已经有了胜利的曙光。

196. 如何调整自己的情绪？

调整情绪的方法有很多种，最简单的就是通过深呼吸，调整自己的呼吸节律，还有肌肉放松训练、冥想放松训练、室内运动、听音乐等方法，都是可行有效的。

197. 每天和家人"抬头不见低头见"，经常发生矛盾冲突，怎么办？

面对疫情时，任何人都可能产生焦虑情绪，我们要谨防这种情绪导致我们与家人之间产生矛盾。我们要避免无意中伤害家人的情况出现，相互之间多沟通、多理解、多关心，真实地表达感情，还可以做一些家庭成员共同参与的事情，如看电影、看书等活动。平时总是因为学习、工作而忽略亲子之间的互动，父母不理解孩子，孩子拒绝父母的亲近，现在正是一个改善亲子关系的好时机，应该好好利用。

198. 小区有人确诊了，心情焦虑恐慌，怎么办？

面对灾难、危机，焦虑、恐慌的情绪是人类的正常反应和求生本能。但从主观上放大自己所面临的危机，常会导致一些问题。可通过以下方式来调节：

（1）检查现实问题对自己的威胁有多大，并找到应对措施。周围有人确诊新型冠状病毒肺炎，是否意味着自己一定会被感染呢？答案是否定的，做好个人的防护很关键。

（2）分散注意力。做一些感兴趣的事情分散一下注意力，听歌、看书、看剧，都是很好的方式。

（3）顺其自然，为所当为。不必担心还没发生的事情，更重要的是享受当下的生活。

199. 最近因为出不了门，大人小孩都很烦躁，我也经常失去耐心，和孩子的争执比平时更多了，怎么办？

（1）要善于倾听，了解孩子的内心世界，跟孩子共同去解决问题。

（2）要善用言语技巧。尽量描述事实，可以的话，多给孩子积极的回应，而不是只给予负面评价。

（3）要多多换位思考，互相理解和体谅。

（4）要给孩子多留些独处的空间，不要整天把注意力集中在孩子身上。

200. 老年人平时习惯每天外出散步,现在疫情期间不适宜出门,怎么办?

多与家人交流沟通,说出自己内心真实的想法,听听他们的看法和建议;合理安排自己的居家生活,如读书、练字、做饭、做手工等;利用视频、电话等与亲戚朋友进行沟通和交流,排解郁闷情绪;做一些适合自己的居家健身和放松运动。

201. 每天都要洗手十几遍,总是控制不住自己,怎么办?

这是一种强迫行为,但可以主动控制。

在平时的生活中,关注自己的行为模式,主动地控制自己的行为。以强迫性洗手为例,可以在重复洗手时提醒自己"它又出现了",然后刻意减少洗手次数,让自己逐渐意识到即使不频繁洗手,也可以健康生活。

202. 夫妻俩都待在家,抬头不见低头见,动不动就吵架,怎么办?

建议从现在开始,夫妻之间建立一种特定交流方式,如每天两人对视 5 分钟。如果两个人都想改变,可以趁着这段时间多聊天,谈一谈共同的目标、当前的困难、将来的需求和希望。交流也是一种互动艺术,要多培养和学习说话的技巧。

203. 疫情期间,居家隔离者该如何进行自我心理调适?

(1) 积极调整自我认知,坚定战胜病毒的信念。人的情绪往往受到认知方式的影响,当坏情绪来临时,请告诉自己停下来。此时务必避免沉浸在不良情绪中,否则会陷入负面的认知和情绪循环中难以自拔。人类的心理防御机能包括多种应对方式,恐惧和害怕提示我们遇到困难要逃跑,但过度的恐惧和害怕却不利于问题的解决。面对此次疫情,居家隔离者需让自己的理性战胜感性,化被动消极为主动积极,与其反复想自己多么倒霉,不如想想自己尚在观察期,医生有能力保护自己,即使不幸感染也有极大可能性被治愈。

(2) 居家隔离者应科学认识此次疫情,不信谣、不传谣。此次疫情发展迅速,但国家应急响应同样迅速。此时大量接收网络信息不仅不利于隔离者的心态调节,反而会因为接受信息量太大影响心态平衡。因此,居家隔离人员应避免过度接收网络信息。相信祖国强大的科研能力、医疗能力,心存战胜病毒的信念,有利于居家观察时的情绪调节。

（3）了解情绪与躯体症状之间的关系。当人处于较大压力时,不良情绪往往会转化为躯体症状表现出来,也就是我们常说的"躯体化症状"。这类症状往往包括躯体疼痛、头晕、发力、食欲缺乏、腹部不适、乏力等。居家隔离者尚未确诊,此时出现以上表现极有可能是心理压力过大造成的。因此,积极调整心态,一方面可以减轻躯体化症状,另一方面有助于自身免疫力的提升以抗击病毒侵袭。

204. 针对疫情期间的心理危机一般有哪些建议？咨询师如何进行干预？

面对这场疫情,很多人会出现应激反应,如焦虑、恐慌、无助、绝望等情绪,这都是正常的。

咨询师做危机干预和常规咨询不同,不需要强调任何流派的技术。首先,咨询师的倾听、理解、共情、支持、鼓励是最有效的。其次,对病情有足够的了解,科学、清晰、有条理的阐述在心理疏导中很重要。最后,帮助来访者寻找资源,用积极的视角让来访者看到其自身所有的资源,增强其对抗疾病的信心。

205. 面对疫情,我们如何做好心理防护？

（1）正视不良情绪。在未知的灾难面前,焦虑、害怕、愤怒等情绪都是正常的,也有助于我们应对灾难。但不良情绪过多,会有损我们的理性和行动能力,甚至会影响身体的免疫能力。因此,我们要用更多的支持和安慰代替埋怨和恐慌,从我做起,传递正能量。

（2）处理不良认知。疫情的发生同样考验我们平时的认知方式,倾向于负性认知的人,可能会不断暗示自己"整个事情很糟糕""可能会越来越难以控制"……此时应该暂停这种想法,告诉自己"国家出台了很多的防疫措施,会好起来的"。用理性的态度看待疫情发展的过程,保持希望,把更多的注意力放到我们可以做什么上,多关注身边的美好事物。

（3）保持良好的生活习惯。按时作息,合理膳食,适度运动,限制饮酒,不滥用药品,尽量保持生理上的稳定性,不做损害机体免疫力的事情。可以列一份室内的活动清单,把因为之前太忙而没有完成的事情做一做,如家庭大扫除、厨艺秀、亲子游戏、室内运动会都是不错的选择。

（4）寻求亲密关系支持。可以选择和远方的家人、朋友通过网络聊天,彼此给予支持。

206. 面对疫情,医护人员如何做好心理调节?

(1)明确自身价值。如果能将社会上的积极评价转化为自己内心的理念和价值观,就会获得一种职业的神圣感,从而充分意识到自身价值,为自己增添信心和勇气。

(2)学会积极认知。面对患者出现的不理解、不配合治疗甚至出言不逊等行为,不要将其看作对自己的不满,更不要以此来责备自己,徒增心理压力,要尽量以自己的热情、自信、开朗的积极情绪去感化患者。

(3)活动发泄法。由于新型冠状病毒传播途径的特殊性,医护人员在生活区中也处于隔离状态,活动空间较为局限,这就需要医护人员寻找一些适宜的活动,丰富业余生活,比如踢毽子、跳绳、散步等,提高机体抵抗力,还可以与同事们相互沟通、相互鼓励。

(4)转移注意法。音乐具有明显的调节情绪的作用。节奏明快有力的旋律可以使人振奋,优美悠扬的旋律能够让人进入轻松愉快的心境。除此之外,还可采用一些放松技术,如呼吸调节技术、肌肉渐进放松技术、想象放松技术等,以达到放松身心的目的。

(5)寻找心理专业人员的帮助。医护人员在向社会提供医护帮助的同时,也需要得到心理上的支持和帮助,应每天抽出时间与家人和朋友通过电话或网络进行交流。与他人分享和分担工作中的喜与忧是必不可少的,所获得的情感支持是维护心理健康的重要资源。

207. 面对疫情,我们可能会出现哪些与平常不一样的表现?

(1)情绪方面:出现对疫情紧张、担心、焦虑、恐惧的情绪,担心会被感染,甚至出现对传染来源的抱怨、愤怒;怀疑疫情得不到控制的焦虑、无助、绝望;也可能变得情绪不稳定,容易激惹,对待身边人没有耐心。

(2)躯体方面:可能出现心慌、胸闷、头痛、容易出汗等症状,总感觉心里不踏实、身体各种不舒服,容易疲倦、食欲下降、睡眠变差,甚至出现血压升高、月经周期紊乱等情况。

(3)认知方面:可能出现注意力不集中,总觉得自己可能被感染的焦虑感,对身体各种感觉特别关注,并将身体的各种不舒服与疫情联系起来,觉得生活中充满各种各样的危险,感到生命如此脆弱,难以相信他人和世界等。

(4)行为方面:出现逃避、回避一些信息或者场景的行为,反复去查看疫情的进展消息,行为变得冲动,经常发脾气,开始饮酒、吸烟,或者饮酒、吸烟增加等,甚至出现违反社会规则的行为。

208. 面对重大危机事件的应激反应,该采用哪些措施缓解压力,照顾好自己的身心?

(1)觉察当下。在心里或大声对自己说"停下",感知一下周围发生了什么,自己都有什么变化,这些变化对自己产生了哪些影响,这些影响到底有多大。行为放慢有助于缓解焦虑。

(2)接纳变化。在疫情期间产生应激反应是正常的,这是身体为应对压力的信号。所以,接纳这些信号和变化,不要排斥和拒绝。尝试接纳是克服恐慌的开始。

(3)保持能量。尝试以原有的生活方式生活,尽可能让自己多休息;保证饮食合理、营养丰富;照顾好自我的身体状态,提升身体的免疫力。身体有力量是健康的标志之一。

(4)合理宣泄。适当地做些室内运动,增强体质和免疫力;听听音乐,写写日记。或者在一张纸上写下自己的烦恼和焦虑,然后把这张纸撕掉。释放负能量让自己心情放松起来。

(5)相互陪伴。多和家人沟通、分享感受。也可以通过电话或网络与同学、朋友多互相交流,彼此安慰,相互鼓励,相互支持。在陪伴中找到相互支持的力量。

(6)呼吸放松。在一个安静、舒适的环境里,有意识地按照从上到下的顺序放松身体的各个部位。做深呼吸时加上自我暗示,吸气时体会身体内充满了能量,呼气时暗示把体内很多烦恼、杂质排出体外。暂时的身体放松也有利于心理减负。

(7)为所当为。重新计划一下在这个特殊时期自己可以做的事,可以读自己过去想读而未读的书,看一直想看而未看的电影或电视剧,在家健身,整理一下家里的物品,或者规划一下自己新一年的生活,找回对生活的掌控感。有事可做会减少因过度关注疫情信息而给自己带来的负面影响。

(8)寻求帮助。要记住,自己永远不是孤单一人面对疫情。如果尝试了上述方法还不能排解自己的情绪,一定要及时向专业人士寻求帮助。

209. 面对疫情时,个人应如何激发有益的心理反应呢?

（1）从行动上积极应对：① 正常作息,保证饮食和睡眠,适当运动和娱乐是维持自己身心稳定的基本条件；② 戴口罩、勤洗手、少聚集,有效减少病毒的传播；③ 如有潜在接触史,需留意自己的症状,必要时自我隔离,积极就诊。

（2）做好心理上的自我调整：相信政府所公布信息的权威性,不要轻易相信未经核实的信息,更不要以讹传讹,应限制自己关注疫情信息的频率,多做一些可让自己更开心的事情。

（3）学会识别自己生理和情绪上的不适：我们虽然可能并没有感染肺炎,但我们可能有身心不良反应,具体可表现为失眠、食欲低下、心慌、头昏头痛等,也可表现为情绪不稳定,容易发怒,注意力不能集中等。不良反应较轻时可自我调整,当反应严重时可寻求专业的心理援助。

210. 焦虑和恐惧情绪已经影响到正常生活时该怎么办?

（1）接受自己有焦虑和恐惧的情绪,这是个体面对危机时的正常反应,不要否认和排斥它们。

（2）化被动为主动。可主动学习了解相关知识,增加知识储备,以帮助周围的人或供必要时使用,在主动获取信息的过程中应提高判断信息真伪的能力,而不仅是被动接受谣言而引起恐慌。

（3）很多时候产生恐惧和焦虑并不是因为信息缺乏,而是信息过载。不断更新的信息在不停拨动着我们的神经,如果你属于容易焦虑的人,建议适当与网络"隔离",因为也许你属于"易恐慌"人群,应该学会保护好自己。

（4）做些能让自己感觉更好的事情,如看电视节目、看书、听音乐、运动、玩游戏,将自己的注意力转移到能让自己更舒适的活动上可以放松心情。

（5）当身心因此受到严重影响时,不要忘了寻求专业的心理援助。疫情期间,网络和电话咨询是比较安全可行的方式,可留意心理干预的网络平台和热线电话。

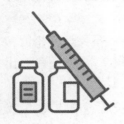

五、疫苗相关知识

211. 什么是疫苗？

疫苗是将病原微生物（如细菌、立克次氏体、病毒等）及其代谢产物，经过人工减毒、灭活或利用转基因等方法制成的用于预防传染病的自动免疫制剂。疫苗保留了病原菌刺激动物体免疫系统的特性：当动物体接触到这种不具伤害力的病原菌后，免疫系统便会产生一定的保护物质，如免疫激素、活性生理物质、特殊抗体等；当动物再次接触到这种病原菌时，动物体的免疫系统便会依循其原有的记忆，制造更多的保护物质来阻止病原菌的伤害。

212. 疫苗的分类有哪些？

疫苗一般分为 2 类：预防性疫苗和治疗性疫苗。预防性疫苗主要用于疾病的预防，接受者为健康个体或新生儿；治疗性疫苗主要用于患病的个体，接受者为患者。

根据传统和习惯还可将疫苗分为减毒活疫苗、灭活疫苗、抗毒素、亚单位疫苗（含多肽疫苗）、载体疫苗、核酸疫苗等。

213. 什么是减毒活疫苗？

减毒活疫苗（live-attenuated vaccine）多具有超过 90％ 的效力，其保护作用通常延续多年。它的突出优势是病原体在宿主复制产生一个抗原刺激，抗原数量、性质和位置均与天然感染相似，所以免疫原性一般很强，甚至不需要加强免疫。这种突出的优势同时也存在潜在的危险性：免疫力差的部分个体可能会引发感染，同时，也存在回复突变的危险，减毒的细菌或病毒有可能恢复其原有的致病能力，引起相关感染性疾病。

214. 什么是灭活疫苗？

与减毒活疫苗相比，灭活疫苗（inactivated vaccine）采用的是非复制性抗原（死疫苗），因此其安全性高，但也会让免疫原性变弱，往往须加强免疫。需要注意的是，并不是所有病原体经灭活后均可以成为高效疫苗。其中一些疫苗是高效的，如索尔克注射用脊髓灰质炎疫苗（IPV）或甲肝疫苗；还有一些疫苗则是低效的、短持续期的，如灭活后可注射的霍乱疫苗，几乎已被放弃；剩余一部分灭活疫苗的效力低，需要提高其保护率和免疫的持续期，如传统的灭活流感和伤寒疫苗。其中，低效疫苗大多数将被新型疫苗代替。

215. 什么是类毒素疫苗？

类毒素疫苗（toxoid vaccine）是以化学灭活的细菌外毒素，为抗原而制成的亚单位疫苗。当疾病的病理变化主要由强力外毒素或肠毒素引起时，类毒素疫苗就具有很大的意义，如破伤风和白喉的疫苗。一般来说，肠毒素的类毒素很少成功。然而，肠毒素型大肠杆菌的热稳定性肠毒素（LT）经遗传改造的去毒变构体，有希望成为有效的旅行者腹泻疫苗。霍乱毒素（CT）对应的突变可能成为更为重要的疫苗。这 2 种毒素的变异体甚至可以诱导很好的黏膜免疫，也是有希望的黏膜免疫佐剂。

当前使用的类毒素疫苗多采用传统技术制造。这些疫苗，如白喉和破伤风疫苗，含有很多不纯成分，而且将毒素变为类毒素的甲醛处理过程也导致与来自培养基的牛源多肽交联，最后产生不必要的抗原。因此，研究 1 个突变、非毒性纯分子作为 1 种新疫苗可以提高这些疫苗的质量和效力，如将白喉毒素 52 位谷氨酸替换成甘氨酸,可导致毒性丢失,且可与白喉毒素交叉反应。

216. 什么是亚单位疫苗与多肽疫苗?

亚单位疫苗(subunit vaccine)是以一种或多种微生物组分为抗原所制成的疫苗,如类毒素疫苗、重组蛋白疫苗、多肽疫苗等。DNA重组技术使得获取大量纯抗原分子成为可能。这与以病原体为原料制备的疫苗相比,在技术上发生了革命性变化,使得质量更易控制,价格也更高。从效果来看,有些亚单位疫苗,如非细胞百日咳、乙型肝炎表面抗原等,低剂量时就具有高免疫原性;而另外一些疫苗的免疫力则较低,需要有比铝盐更强的佐剂。

多肽疫苗通常由化学合成技术制造。其优点是成分更加简单,质量更易控制。但随着免疫原分子量和结构复杂性的降低,免疫原性也显著降低。因此,这些疫苗一般需要特殊的结构设计、特殊的递送系统或佐剂。

217. 什么是载体疫苗?

载体疫苗将抗原基因通过无害的微生物这种载体进入体内诱导免疫应答。它的特点是组合了减毒活疫苗强有力的免疫原性和亚单位疫苗的准确度2个优势。这种活载体疫苗的显著优点是可以有效在体内诱导细胞免疫,这在目前诱导细胞免疫方法还不够好、细胞免疫在一些疾病又特别重要的背景下显得很有前景。在试验中使用的重要载体有牛痘病毒的变体、脊髓灰质炎病毒、禽痘病毒、腺病毒、疱疹病毒、沙门菌、志贺菌等。也可以同时构建1个或多个细胞因子基因,这样可增强免疫反应或者改变免疫反应方向。

218. 什么是核酸疫苗?

核酸疫苗(nucleic acid vaccine),也称之为DNA疫苗或裸DNA疫苗。它与活疫苗的关键不同之处在于其编码抗原的DNA不会在人或动物体内复制。核酸疫苗应包含1个能在哺乳细胞高效表达的强启动子元件,如人巨细胞病毒的中早期启动子;同时也需含有1个合适的mRNA转录终止序列。肌内注射核酸疫苗后,DNA进入胞浆,然后到达肌细胞核,但并不整合到基因组。作为基因枪方法的靶细胞、肌细胞和树突状细胞均没有高速的分裂增殖现象,它们与质粒也没有高度的同源,故同源重组可能性较小。

与其他类疫苗相比,核酸疫苗具有潜在而巨大的优越性:① DNA 疫苗是诱导产生细胞毒性 T 细胞应答的为数不多的方法之一;② 可以克服蛋白亚基疫苗易发生错误折叠和糖基化不完全的问题;③ 稳定性好,大量的变异可能性很小,易于质量监控;④ 生产成本较低;⑤ 理论上可以通过多种质粒的混合物或者构建复杂的质粒来实现多价疫苗;⑥ 理论上抗原合成稳定性好将减少加强注射剂量,非常少量(有时是毫微克级)的 DNA 就可以很好地活化细胞毒性 T 细胞。

理论上核酸疫苗也存在潜在的问题或者副作用:① 虽然与宿主 DNA 同源重组的可能性很小,但随机插入还是有可能的,虽然还没有关于该问题的定量数据,但其是否能诱导癌变仍然是一个值得关注的问题;② 不同抗原或不同物种 DNA 疫苗效价不同,应正确评价人用疫苗在模型动物的效应;③ 机体免疫调节和效应机制有可能导致对抗原表达细胞的破坏,导致胞内抗原的释放,激活自身免疫;④ 持续长时间的小剂量抗原的刺激可能引起免疫耐受,从而导致受者对抗原的无反应性。但至今为止的实践中,尚未发现这些潜在的副作用。

219. 什么是可食用的疫苗?

此类疫苗的载体是采用可食用的植物如马铃薯、香蕉、番茄的细胞,通过食用其果实或其他成分而启动保护性免疫反应。植物细胞作为天然生物胶囊可将抗原有效递送到黏膜下淋巴系统。这是目前为数不多的能有效启动黏膜免疫的形式。因此,对于预防黏膜感染性疾病有很好的发展前景。

220. 接种疫苗可能产生哪些副作用?

(1)局部反应:注射部位短暂的轻微疼痛、红肿。

(2)全身反应:接种后可能产生低热等不适症状。

一般只需对症处理,不会影响疫苗效果。对鸡蛋蛋白高度过敏者可能在接种后发生急性超敏反应。

221. 如何通过接种疫苗在人群中形成群体免疫?

不同传染病的传染力不一样,阻断传染病流行的人群免疫力水平也不一样。一般而言,传染病的传染力越强,则需要的人群免疫力越高。例如,麻疹和百日咳传染力较强,如果要阻断它们的流行,人群免疫力要达到 90%～95%;要想消灭天花和脊髓灰质炎,人群免疫力要超过 80%。人群免疫力达到上述阈值,也就建立了阻断麻疹、百日咳、天花和脊髓灰质炎传播的免疫屏障。

人群免疫力与疫苗保护效力和疫苗的接种率成正比。因此,要达到足够的人群免疫力,需要有足够高的接种率,也就是绝大多数人都接种疫苗。反之,如果不接种的人比较多或大多数人不愿去接种,就形成不了牢固的免疫屏障,有传染源存在时,容易出现疾病的传播。

222. 疫苗的储存、运输是否需要冷链?

疫苗是一种生物制品。要保证疫苗的质量,必须要在规定的冷链状态下储存、运输。

223. 如何保证疫苗在存储和运输过程安全有效?

《疫苗管理法》《疫苗储存和运输管理规范》《预防接种工作规范》对于疫苗储运的冷链要求都有具体规定。

在运输过程中,疫苗运输企业要定时监测、记录温度,保证疫苗处于规定的温度环境。接收疫苗时,接收单位要索取、检查本次运输过程温度监测记录。

疫苗存储过程中,疾控机构和接种单位采用温度计或自动温度记录仪对储存疫苗的冰箱进行温度监测,每天上午和下午各测温 1 次(间隔不少于 6 小时),并填写冷链设备温度记录表。

疫苗使用过程中,接种单位采用冰箱、冷藏箱(包)储存疫苗。在存放、取用疫苗时应当及时关闭冰箱、冷藏箱(包)门/盖,并尽可能减少开启冷藏设备的次数。

各相关单位要严格遵守上述各环节的规范要求,才能使疫苗处于全程冷链状态,疫苗的质量才能得到保障。

224. 疑似预防接种异常反应是指什么? 包括哪些情形?

疑似预防接种异常反应(Adverse Events Following Immunization,简称AEFI)是指在预防接种后发生的怀疑与预防接种有关的反应或事件,又称疑似疫苗不良反应。包括以下几种情形:疫苗不良反应、疫苗质量问题相关反应、接种差错相关反应、心因性反应、偶合症(偶合反应)。

225. 接种疫苗都有哪些禁忌？

疫苗接种的禁忌是指不应接种疫苗的情况。因为大多数禁忌都是暂时的，所以当导致禁忌的情况不再存在时，可以在晚些时候接种疫苗。通常接种疫苗的禁忌包括：

（1）对疫苗或疫苗成分过敏者；

（2）患急性疾病者；

（3）处于慢性疾病的急性发作期者；

（4）正在发热者；

（5）妊娠期妇女。

226. 如何发现、把握接种疫苗禁忌？

在操作实施过程中，如果接种第一剂次疫苗出现严重过敏反应，且不能排除是疫苗引起的，则不建议接种第二剂次。要了解疫苗成分，对疫苗成分既往有过敏者不能给予接种。

接种时，接种医生应仔细询问受种者的健康状况及既往过敏史。受种者要如实向接种医生报告身体健康状况及疾病史、过敏史等。要把疫苗禁忌列入知情同意书中。

227. 什么是疫苗不良反应？

疫苗不良反应指因疫苗本身特性引起的与预防接种目的无关或者意外的反应，与受种者个体差异有关。疫苗不良反应包括一般反应和异常反应。一般反应主要指受种者发生的一过性、轻微的机体反应，如接种部位红肿、硬结、疼痛等局部反应和发烧、乏力、头痛等全身反应。异常反应主要指造成受种者的器官或功能损害的相关反应，罕见发生，如急性严重过敏性反应等。

228. 什么是心因性反应？

心因性反应指在接种疫苗后，因受种者心理因素发生的反应，主要是接种疫苗时的心理压力、焦虑等所致，无器质性损害，与疫苗无关。有的是"晕针"样表现，有的是"癔症"样表现。群体性预防接种活动时可出现群体心因性反应。

229. 什么是偶合症(偶合反应)?

偶合症(偶合反应)是指疫苗接种过程中,受种者正好处在一个疾病的潜伏期或者发病的前期,疫苗接种后巧合发病。因此,偶合症(偶合反应)不是疫苗接种引起的,与疫苗无关,也不属于接种后的不良反应。疫苗接种后的偶合症(偶合反应)有时不能立即做出判断,需要及时报告,也需要疾控等机构的调查诊断专家组做出诊断。

230. 哪些情形不属于预防接种异常反应?

预防接种异常反应是指合格的疫苗在实施规范接种过程中或者实施规范接种后造成受种者机体组织器官、功能损害,相关各方均无过错的药品不良反应。下列情形不属于预防接种异常反应:一般反应、疫苗质量事故、接种事故、偶合症(偶合反应)、心因性反应。

231. 我国疑似预防接种异常反应监测是如何开展的?

《疫苗管理法》《全国疑似预防接种异常反应监测方案》《预防接种异常反应鉴定办法》等法律法规均对疑似预防接种异常反应(疑似疫苗不良反应)监测、报告有明确的规定。

具体做法包括明确责任报告单位、责任报告人、报告的内容、报告的时限,规定需要启动调查的疑似疫苗不良反应标准,而且异常反应的诊断须由调查诊断专家组完成,鉴定须由省、市级医学会来完成。疑似疫苗不良反应的监测是通过中国疾控中心建立的监测信息系统来实现的,疾控机构和药品不良反应监测机构实现信息共享。各级疾控机构和药品不良反应监测机构也会对监测的信息定期进行分析和评估。如果遇到重大事件,会及时进行分析和评估。

我国疫苗不良反应的系统、规范监测,起步于2005年。随着工作的开展和深入,疫苗不良反应监测水平有了很大的提高。2011年和2014年分别通过世卫组织对国家疫苗监管体系中不良反应监测部分的能力评估,疫苗不良反应各项监测指标达到或超过世卫组织评估标准。

232. 为什么接种完疫苗后要留观30分钟?

接种疫苗后,可能有极少数人会出现急性过敏反应,严重者危及生命。这些急性过敏反应多在接种后 30 分钟内发生。如发生急性过敏反应,可以在现场及时采取救治措施。如接种后立即离开留观现场,可能会因急性过敏反应给受种者造成意外伤害。因此,受种者在接种疫苗后需要在接种单位指定区域留观 30 分钟。

233. 哪些人应该接种流感疫苗?

流感疫苗由公民自费并自愿接种。一般来说,年龄在 6 个月以上,没有接种禁忌者均可自愿自费接种流感疫苗。以下人群推荐接种:① 60 岁以上人群;② 慢性病患者及体弱多病者;③ 医疗卫生机构工作人员,特别是一线工作人员;④ 小学生和幼儿园儿童;⑤ 养老院、老年人护理中心、托幼机构的工作人员;⑥ 服务行业人员,特别是出租车司机,民航、铁路、公路交通的司乘人员,商业及旅游服务的从业人员等;⑦ 经常出差或旅行的人员。

234. 为什么要组织在校学生和幼儿园儿童接种流感疫苗?

流感极易在学校、托幼机构等人群聚集场所引起暴发流行。大量流行病学研究认为,要想控制一种疾病的流行,必须以疫苗的高覆盖率,形成免疫屏障。因此,提高在校学生和幼儿园儿童的流感疫苗接种率,可以大大减少发病率。

235. 哪些人不能接种流感疫苗?

以下人群禁止接种流感疫苗:对鸡蛋或疫苗中其他成分过敏者、格林巴利综合征患者、怀孕 3 个月以内的孕妇、急性发热性疾病患者、慢性病发作期内的患者、严重过敏体质者、医生认为不适合接种的人员。12 岁以下儿童不能使用全病毒灭活疫苗。

236. 何时宜接种流感疫苗?

在流感流行高峰前 1~2 月接种流感疫苗能更有效地发挥疫苗的保护作用。我国推荐接种时间为每年的 9~11 月。流感疫苗接种对于甲、乙型流感具有一定的保护性,但对禽流感没有预防效果。

237. 往年接种过流感疫苗,今年是否还需要再接种?

流感病毒几乎每年都发生部分变异。因此,每年都应按新的流感病毒株组成的疫苗进行免疫,才能得到有效的预防。

238. 何时为接种流感疫苗的最佳时间?

流感疫苗接种的最佳时间应该在流感流行高发期到来之前。注射后 1 周就可以产生抗体,2 周后抗体可达高峰,一般可以保护 1 年以上。

239. 现阶段,新型冠状病毒疫苗接种的重点人群包括哪些?

我国新冠疫情形势与国外不同,疫苗使用策略也不一样。新型冠状病毒疫苗接种的策略需要结合国内疫情形势和防控工作目标来考虑。当前,重点人群接种疫苗的意义,一方面是对这部分人群起到保护作用,另一方面有利于"外防输入、内防反弹",有利于我国总体疫情防控。

现阶段,新冠病毒疫苗接种的重点人群主要包括从事进口冷链、口岸检疫、船舶引航、航空空勤、生鲜市场、公共交通、医疗疾控等感染风险比较高的行业人员,和前往中高风险国家或者地区工作、学习的人员等。

240. 有必要接种新型冠状病毒疫苗吗?

有必要。我国几乎所有人都没有针对新型冠状病毒的免疫力,对新型冠状病毒都是易感的;感染发病后,有的人还会发展为危重症,甚至造成死亡。接种疫苗后,一方面绝大部分人可以获得免疫力;另一方面,通过有序接种新型冠状病毒疫苗,可在人群中逐步建立起免疫屏障,阻断新型冠状病毒肺炎的流行。

241. 新型冠状病毒疫苗怎么打,去哪儿打?

新型冠状病毒疫苗的接种都是在当地卫生健康行政部门批准的接种单位进行的。通常情况下,接种单位设在辖区的卫生服务中心、乡镇卫生院或者综合医院。如果涉及一些接种重点对象比较集中的部门或企业,当地也会根据情况设立一些临时接种单位。

辖区卫生健康行政部门或者疾病预防控制机构会按要求公布可以进行新型冠状病毒疫苗接种的接种单位,包括地点、服务时间,可以关注相关信息的发布平台。

大多数重点人群的接种,由重点人群所在的单位组织摸底、预约,并协助开展接种工作。对于前往中高风险国家或者地区工作、学习的个人,可关注当地新型冠状病毒疫苗接种的相关服务信息。

242. 接种新型冠状病毒疫苗后可以不用再戴口罩了吗?

在人群免疫屏障建立起来之前,即使部分人群接种了疫苗,大家的防控意识和防控措施也不能放松。一方面,疫苗免疫成功率不是 100%,在流行期间还不能排除会有少量已接种的人发病。另一方面,在没有形成免疫屏障的情况下,新型冠状病毒依然容易传播。因此,接种疫苗后还应该继续佩戴口罩,特别是在公共场所、人员密集的场所等。其他防护措施,如注意手卫生、通风、保持社交距离等,也需要继续保持。

243. 新型冠状病毒疫苗接种过程中需要注意些什么?

在疫苗接种过程中,受种者应注意并配合做好以下事项:

(1)接种前,应提前了解新型冠状疾病病毒肺炎、新型冠状病毒疫苗相关知识及接种流程;

(2)接种时,需携带相关证件(身份证、护照等),并根据当地防控要求,做好个人防护,配合现场预防接种工作人员询问,如实提供本人健康状况和有无接种禁忌等信息;

(3)接种后,需留观 30 分钟;保持接种局部皮肤的清洁,避免用手搔抓接种部位。如发生疑似不良反应,报告接种单位,需要时及时就医。

244. 新型冠状病毒疫苗在人体内是如何发挥作用的?

接种疫苗后,人体会产生保护性抗体,有的疫苗还会让人体产生细胞免疫,形成相应的免疫记忆。这样,人体就有了对抗疾病的免疫力。一旦有新型冠状病毒侵入人体,疫苗产生的抗体、细胞免疫释放的细胞因子就能识别、中和或杀灭病毒,而免疫记忆也很快调动免疫系统,使其发挥作用,让病毒无法在体内持续增殖,从而达到预防疾病的目的。

245. 接种疫苗后,多久才能产生抵抗新型冠状病毒的免疫效果?

根据前期新冠病毒灭活疫苗临床试验研究,接种第二剂次灭活疫苗大约 2 周后,接种人群可以产生较好的免疫效果。

246. 新型冠状病毒发生变异后，接种新型冠状病毒疫苗还有作用吗？

病毒是最简单的生物之一，它的增殖要依靠活的细胞。在增殖过程中，病毒会发生变异。从全球对新型冠状病毒变异的监测情况来看，目前尚无证据证明病毒变异会使现有的新型冠状病毒疫苗失效。不过，世卫组织、各国研究机构、疫苗生产企业等都在密切关注新型冠状病毒变异情况，也在开展相关研究，这将为后续疫苗的研发及应用提供预警和科学分析依据。

247. 新型冠状病毒是否发生变异对疫苗研发有哪些影响？

新型冠状病毒联防联控工作机制科研攻关组一直高度关注新型冠状病毒变异问题，组织全国 30 多家科研机构开展新型冠状病毒变异的跟踪、研究，及时分析研判新型冠状病毒变异对疫苗研发是否会产生影响。

目前，全球的数据库中已有近 15 万条新型冠状病毒的基因组序列，涵盖全球六大洲 113 个国家。通过对超过 8 万条高质量的病毒基因组序列进行比较分析研究，所得结果表明病毒变异不大，属于正常范围内的变异积累，没有对疫苗研发造成实质性的影响。

248. 普通老百姓如果有新型冠状病毒疫苗接种意愿，是否可以报名接种？

我国目前接种的策略是按照"两步走"方案，第一步是重点人群的接种。第二步，随着疫苗获批上市，疫苗产量的逐步提高，更多的疫苗投入使用。通过有序开展接种，符合条件的公众都要实现"应接尽接"，逐步在人群中构筑起免疫屏障，控制新型冠状病毒肺炎在国内的流行。

249. 新型冠状病毒疫苗接种后常见的不良反应有哪些？

从前期新型冠状病毒疫苗临床试验研究结果和紧急使用时收集到的信息来看，新型冠状病毒疫苗常见不良反应的发生情况与已广泛应用的其他疫苗基本类似。常见的不良反应主要表现为接种部位的红肿、硬结、疼痛等，也有发热、乏力、恶心、头疼、肌肉酸痛等临床表现。

250. 什么因素可能会影响新型冠状病毒疫苗的接种效果？

通常情况下，病原体、疫苗特性、受种者状况等因素会影响疫苗的预防接种效果。在疫苗的研发和使用过程中，为保证预防接种效果，上述影响因素均在考虑的范围内。新型冠状病毒疫苗作为一种全新的疫苗，相关因素对其效果的影响还有待进一步的观察和研究。

251. 曾经感染过新型冠状病毒是否还需要接种新型冠状病毒疫苗？

多数传染病的病人，在感染病原体后，人体都会产生一定的免疫力，这部分人群通常不属于疫苗接种对象。比如患过天花、麻疹、风疹、水痘等疾病的人，则不再属于疫苗接种对象。目前，虽然有感染过新型冠状病毒者发生二次感染的报道，但尚属于个案，并未普遍出现，仍有待后续更多研究才能得出结论。对于接种前已知的新型冠状病毒肺炎确诊病例、无症状感染者，目前暂不建议接种新型冠状病毒疫苗；对于没有明确感染新型冠状病毒或患过新型冠状病毒肺炎的符合接种条件者，均可接种疫苗。

252. 疫苗开始接种以后，我们的防控措施会不会调整？

对于个人来说，接种疫苗并不是 100%有效，而且产生保护性抗体也需要一定的时间；对于群体来说，在没有形成免疫屏障的情况下，新型冠状病毒依然容易传播。所以，要防止新型冠状病毒肺炎疫情反弹，现阶段其他各项防控措施仍然要坚持下去，包括戴口罩、保持社交距离、勤洗手、及时通风等。

253. 新型冠状病毒疫苗如何进行全程追溯工作？

《疫苗管理法》要求国家实行疫苗全程电子追溯制度。疫苗上市后，从生产、运输、储运、使用等各个环节均应有准确、规范的记录。全程追溯记录的信息包括疫苗品种、疫苗生产企业、剂型、规格、批号、有效期和预防接种个案信息等，实现信息化管理的地区将及时录入电子信息系统，上述信息通过电子信息系统和其他方式实现疫苗流通和使用的全程追溯。

254. 是否需要先检测有无抗体，再决定是否接种新型冠状病毒疫苗？

人体中特定抗体的产生一般通过自然感染或者接种疫苗而获得。目前还不完全清楚抗体需要达到什么水平才可以起到预防新型冠状病毒肺炎的作用。只要没有明确感染新型冠状病毒或患新型冠状病毒肺炎者的符合接种条件者均可接种疫苗,无须在接种疫苗前检测是否存在抗体。

255. 新型冠状病毒疫苗是否像流感疫苗那样需要每年接种?

通常情况下,病原体、疫苗特性、受种者状况等因素会影响疫苗的预防接种效果。流感病毒变异比较快,流感疫苗保护效期较短,因此需要每年进行接种。现在新型冠状病毒虽然也发生了一定程度的变异,但根据世卫组织的官方网站目前发布的信息,显示针对在英国和南非等国家出现的变异的新型冠状病毒,没有证据表明现有的新型冠状病毒疫苗失效。新型冠状病毒疫苗是否会像流感疫苗一样需要每年接种,还有待继续针对病毒变异对疫苗接种效果的影响和疫苗的保护持久性等方面开展研究。

256. 如何保证新型冠状病毒疫苗质量安全?

国家药品监督管理局(简称国家药监局)高度重视新型冠状病毒疫苗的上市生产和质量监管工作,积极组织地方药监局部门和直属技术机构主动开展跟踪服务,靠前指导,在车间建设阶段即与企业无缝衔接,选派精干技术人员进入企业现场指导。同时,在检查标准不降低的前提下,内部挖潜全力压缩检查和审批时间,及时为符合条件的企业核发生产许可。目前,获准进入Ⅲ期临床的 4 家疫苗生产企业,已经通过生产许可检查,均依法获得药品生产许可证。对后续新型冠状病毒疫苗生产企业进行生产许可和药品良好生产规范(Good Manufacturring Practice,简称GMP)检查,将根据企业申请继续靠前指导、滚动开展,及时依申请开展现场检查,并对符合条件的企业发放生产许可证。

在疫苗质量监管方面,国家药监局按照《疫苗管理法》和《药品管理法》等有关法律法规要求,不断加强对新型冠状病毒疫苗的质量监管。一是要求地方省级药监部门对已取得生产许可的企业加大日常监督检查力度,并立即调配精干力量,派驻检查员进厂,督促指导企业落实产品质量的主体责任;二是积极组织国家疫苗检查中心对相关生产企业启动巡查和抽查工作;三是组织国家药品评价中心配合国家卫健委做好疑似预防接种异常反应(AEFI)的监测工作;四是督促企业以及各流通使用单位抓好疫苗追溯,严格按照疫苗流通使用的各项规定开展工作。通过这些举措,监督企业切实履行质量安全主体责任,严格按照批准的生产工艺和质量标准开展生产和质控,严格按照《药品生产质量管理规范》组织生产,全力保证质量安全。

257. 新冠疫情期间，如何合理安排免疫接种？

新型冠状病毒肺炎疫情期间，公众应尽量减少到医疗机构和其他公共场所，但对于需要进行免疫接种的儿童来说，应该合理安排。中国疾病控制预防中心于2020年2月3日发布了《新型冠状病毒感染的肺炎流行期间预防接种临时指南》，以指导公众在新型冠状病毒肺炎流行期间进行预防接种。具体指导意见如下：

（1）新生儿首针乙肝疫苗和卡介苗，应按照国家免疫规划程序在助产机构及时接种。乙肝表面抗原阳性母亲所生新生儿的第2剂和第3剂乙肝疫苗，建议与接种单位预约后及时接种；

（2）用于暴露后免疫的疫苗，如狂犬病疫苗和破伤风疫苗，应按疫苗接种程序及时进行接种，赴接种门诊或就医时，应就近选择开设有犬伤门诊、门诊量较少的医疗机构；

（3）若所在社区未发生社区传播疫情，可根据所在地卫生行政部门或疾控机构的具体要求及接种单位的时间安排选择接种；

（4）若所在社区发生社区传播疫情，可暂停除上述4种疫苗以外的其他疫苗接种，并需注意在疫情结束后为儿童尽早补种；

（5）若需前往接种单位实施疫苗接种，尽可能事先通过网络或电话了解拟接种门诊的情况，做好预约、核实和准备，也便于接种门诊疏散等待接种、接种后留观的儿童和家长，以尽可能减少人群在接种门诊聚集的时间；

（6）前往接种门诊之前，建议先自行测量体温，评估受种儿童和陪同家长的健康状况。若受种儿童有发热等不适症状，应暂不前往接种；若家长有发热等不适症状，可换由健康的家长陪同前往接种；

（7）接种结束返家后，应密切关注受种儿童的身体状况。若有发热，要为其测量体温，如有接种疫苗后出现的发热、局部红肿等，一般能自行缓解，无须特殊处理；如有其他不能缓解的不适，建议及时到医院就诊；

（8）前往接种门诊时，应采取全程戴好口罩、保持手卫生、避免乘坐公共交通、与他人保持1米以上安全距离等防护措施。

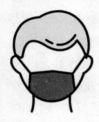

六、疫情期间医疗机构防控措施相关知识

258. 医疗机构预防新型冠状病毒肺炎的核心措施有哪些?

(1) 在严格落实标准预防的基础上,强化接触预防措施、飞沫预防措施的落实。

(2) 加强预检分诊和发热门诊管理,做好疑似新型冠状病毒肺炎患者的筛查和早期识别,控制传染源。

(3) 根据岗位风险暴露情况选择佩戴合适的口罩。所有诊疗区域的工作人员应至少佩戴医用外科口罩;发热门诊、隔离病房等相关科室根据风险暴露情况选择佩戴医用外科口罩或医用防护口罩,并规范穿戴其他防护用品。

(4) 注意手卫生。配备完善的手卫生设施,包括手消毒剂、干手纸等。怀疑手部被污染时应进行手卫生。

(5) 保持所有区域良好的通风,必要时进行空气消毒。

(6) 增加环境清洁消毒频次,特别是手高频接触部位,必要时对临床诊疗区域开展预防性消毒。

(7) 隔离病区按照相关规定进行规范管理。

(8) 做好就诊患者的管理,避免患者拥挤。病区应加强患者和陪护人员管理,减少不必要的陪护人员,如需陪护应固定陪护人员,并限制探视。

(9)开展全员培训,依据岗位职责确定针对不同人员的培训内容并考核。

(10)发现疑似或确诊感染新型冠状病毒的患者时,按照相关规定进行隔离治疗或转院治疗,并及时上报相关信息。

(11)加强对医院员工健康情况的监测,不鼓励带病工作。

259. 发热门诊的防控要点有哪些?

(1)发热门诊建筑布局和工作流程应当符合《医院隔离技术规范》(WS/T 311—2009)等有关要求。

(2)发热门诊应当规范设置隔离留观病区(房);隔离留观病区(房)的数量,应当依据疫情防控需要和发热门诊诊疗量确定,并根据情况变化进行调整;隔离留观病区(房)应当满足有效防止疾病传播的隔离要求。

(3)留观室或抢救室应加强通风;如使用机械通风,应控制气流方向由清洁侧流向污染侧;污染区、缓冲区、潜在污染区、清洁区等不同区域之间的门不应同时打开。

(4)配备符合要求、数量充足的医务人员防护用品;发热门诊出入口应当设有速干手消毒剂等手卫生设施;为患者及陪同人员提供口罩,并指导其正确佩戴。

(5)医务人员开展诊疗工作应当执行标准预防。要正确佩戴医用外科口罩或医用防护口罩,戴口罩前和摘口罩后应洗手或进行手消毒。进出发热门诊和留观病房,严格按照《国家卫生健康委员会办公厅关于印发医疗机构内新型冠状病毒感染预防与控制技术指南的通知》要求,正确穿脱防护用品。

(6)医务人员应当掌握新型冠状病毒感染的流行病学特点与临床特征,按照诊疗规范进行患者筛查,对疑似或确诊患者立即采取隔离措施并及时报告。

(7)加强环境清洁消毒工作,患者转出后进行终末处理。

260. 发热门诊的布局有哪些要求?

(1)发热门诊建筑布局和工作流程应当符合《医院隔离技术规范》(WS/T 311—2009)等有关要求。

(2)根据《医院隔离技术规范》(WS/T 311—2009),经呼吸道传播疾病患者隔离区域应设在医院相对独立的区域,分为清洁区、潜在污染区和污染区,设立两通道(即医务人员通道和患者通道)和三区之间的缓冲间。缓冲间两侧的门不应同时开启,以减少区域之间的空气流通。

(3) 发热门诊应远离其他门诊、急诊出入口(距离大于 20 米),独立设区,出入口与普通门急诊分开,要设立醒目的标识。

(4) 有备用诊室,设隔离卫生间。

(5) 挂号、就诊、检查、检验、取药等应全部在指定区域完成。

(6) 发热门诊应设置隔离留观室。隔离留观室应标识明显,与其他诊室保持一定距离;分别设立医务人员和患者专用通道;留观患者单间隔离,房间内设卫生间;患者病情允许时,应当佩戴医用外科口罩,并限制在留观室内活动。

(7) 进出发热门诊和留观室,严格按照《国家卫生健康委员会办公厅关于印发医疗机构内新型冠状病毒感染预防与控制技术指南的通知》要求,制作流程图,正确穿脱防护用品。

261. 预检分诊的防控要点有哪些?

(1) 规范设置预检分诊处。医疗机构应当设立预检分诊点,不得用导医台(处)代替。预检分诊点一般设立在门诊醒目位置,标识清楚,相对独立,通风良好,流程合理,备有充足的防护用品、手消毒剂及合格的消毒产品。预检分诊点实行24 小时值班制,如晚间预检分诊设在急诊处,应有醒目标识。

(2) 完善预检分检流程。对预检分诊检出的发热患者,立即配发医用外科口罩并指导其正确佩戴。进一步详细追问流行病学史,进行简单问诊和体格检查,判断其罹患传染病的可能性。对可能罹患传染病的,应当立即转移到发热门诊就诊;对虽无发热症状,但呼吸道感染症状明显、罹患传染病可能性大的,也要进一步详细追问流行病学史,并转移到发热门诊就诊。

(3) 做好患者到发热门诊的转移。应当由专人陪同引导至发热门诊,并按照指定路线前往发热门诊。指定路线的划定,应当符合室外距离最短、接触人员最少的原则。

(4) 医务人员做好个人防护,即穿工作服、戴工作帽、穿隔离衣、戴医用外科口罩或医用防护口罩,执行手卫生,必要时戴乳胶手套。

(5) 指导发热和急性呼吸道症状患者遵守咳嗽礼仪。

(6) 做好环境及诊疗器械的清洁消毒工作。

262. 收治疑似或确诊患者的隔离观察室、隔离病房防控要点有哪些？

（1）建筑布局和工作流程应当符合《医院隔离技术规范》（WS/T 311—2009）等有关要求。

（2）对疑似或确诊患者应当及时采取隔离措施，疑似患者和确诊患者应当分开安置；疑似患者进行单间隔离，经病原学确诊的患者可同室安置。

（3）在实施标准预防的基础上，采取接触预防、飞沫预防等措施。

（4）疑似或确诊患者在病情容许时应佩戴医用外科口罩，遵守咳嗽礼仪，并限制其活动范围。

（5）医务人员应加强个人防护，根据可能暴露的风险实施分级防护策略并规范穿脱防护用品。

（6）严格执行环境清洁消毒措施，包括空气消毒、物体表面、墙面地面消毒等。

（7）应当尽量选择一次性使用的诊疗用品。听诊器、温度计、血压计等医疗器具和护理物品实行专人专用。重复使用的医疗用品在使用后密闭盛装，标明"新型冠状病毒"或"新冠"字样，密闭运送至消毒供应中心或其他指定区域进行规范的消毒或灭菌处理。

（8）各类检查项目应尽可能在床边进行，如必须外出检查，患者病情容许时应戴医用外科口罩，避免乘坐电梯，如必须乘坐电梯，应提前进行人员疏散，并在乘坐后对电梯进行消毒。检查完成后对检查室进行终末消毒；如使用运送车辆，车辆在使用结束后进行消毒。

（9）患者解除隔离或死亡后应进行终末消毒。

（10）规范处置医疗垃圾。

（11）合理调配工作人员，避免过度劳累，每日对医务人员的体温和症状进行监测，如有发热或出现呼吸道症状则立即报告医院相关部门。

263. 新冠疫情下，影像科如何防范新型冠状病毒肺炎？

（1）新型冠状病毒肺炎高发区或定点收治医院的影像科必须严格分区进行检查。根据《医院隔离技术规范》（WS/T 311—2009）要求，结合影像科实际布局，设立污染区、半污染区、缓冲区、清洁区，医患通道分开。发热检查专区配置数字化 X线摄影（DR）、X线计算机断层摄影（CT），供发热患者检查专用，有相对固定的技师操作,技师应做好个人防护。

（2）新型冠状病毒肺炎非高发区或非定点收治医院,推荐分区进行放射检查。

（3）对于无条件明确分区的医疗机构,接诊确诊患者或疑似患者后,对检查区域进行彻底消毒,而且对受检查患者进行追踪。

（4）遵循分类检查、处置原则。

264. 普通门诊如何防范新型冠状病毒肺炎?

（1）严格执行预检分诊制度,设总预检分诊处,引导发热患者、疑似新型冠状病毒肺炎患者到发热门诊诊治,并做好消毒隔离。普通门诊与发热门诊分开设置,可结合医院就诊人群特点另外设置儿科发热门诊、产科发热门诊等。路牌及标识清楚醒目。

（2）配备足够的消毒和防护用品,包括手消毒剂、医用外科口罩等。

（3）配备完善的洗手设施,严格执行手卫生。

（4）穿戴合适的防护用品,普通诊室的坐诊医生戴医用外科口罩、工作帽,穿工作服,必要时戴乳胶手套;呼吸科、感染科等高危科室的坐诊医生戴医用外科口罩、工作帽,穿工作服,必要时穿隔离衣、戴乳胶手套。

（5）采取一人一诊室,及时疏导候诊患者,避免人群聚集。

（6）落实首诊负责制,接诊时再次询问患者近期有无发热和/或呼吸道感染症状、流行病学史。

（7）加强环境物体表面的清洁消毒,增加高频接触表面的清洁消毒频次。保持诊室良好通风,如允许,可持续通风。

（8）接诊患者时,尽量让医生处于上风口。

265. 疑似或确诊新型冠状病毒肺炎患者在手术接送中有哪些注意事项?

接送患者前应更换一次性床单、被罩,转运车上挂飞沫和接触预防标识牌,配备速干手消毒剂;接送人员穿戴隔离衣或防护服、医用防护口罩、防护面屏或护目镜;患者戴医用外科口罩;接送患者走专用通道或专用电梯到手术间或病房,不在等候区或走道停留;患者的麻醉复苏应在原手术间完成,术后沿原特定通道转运回隔离病房。转运后对专用电梯进行消毒,对转运车污染情况进行评估,有可见污染物时应先使用一次性吸水材料沾取 5000～10000 mg/L 的含氯消毒液(或用能达到高水平消毒的消毒湿巾）完全清除污染物,再用 1000 mg/L 的含氯消毒剂或 500 mg/L的二氧化氯消毒剂进行喷洒或擦拭消毒,作用 30 分钟后再用清水擦拭干净。

266. 如何安置疑似和确诊新型冠状病毒肺炎患者？患者需要佩戴哪种口罩？

疑似患者和确诊患者应当分开安置。疑似患者单间隔离；经病原学确诊的患者则可以同室安置。重症患者应当收治在重症监护病房或者具备监护和抢救条件的病室,同室不得收治其他患者。不具备救治能力的,应及时将患者转诊到具备救治能力的医疗机构诊疗。

疑似和确诊的新型冠状病毒肺炎患者,在病情允许的情况下都需佩戴医用外科口罩,防止对其他患者和环境造成污染。

267. 如何正确选择与佩戴医用外科口罩？

（1）医用外科口罩适用范围：新型冠状病毒肺炎疫情流行期间,在医疗机构相关区域或进行以下操作时应佩戴医用外科口罩：① 流行病学调查人员在开展密切接触者调查时（与被调查对象保持 1 米以上距离）；② 预检分诊时；③ 如防护口罩资源紧缺,在发热门诊进行一般诊疗活动时；④ 全院所有在诊疗区域工作的人员；⑤ 新型冠状病毒肺炎疑似/确诊患者,以及无症状感染者在病情允许时。

（2）佩戴医用外科口罩时应正确区分内外面：① 通常颜色较深的一面（或根据说明书）为外面；② 鼻夹（金属条）在上,褶皱向下的一面为外面；③ 阻水的一面为外面。对于无法区分内、外面的外科口罩,不建议使用,以免增加医务人员暴露风险。

（3）通常不推荐佩戴双层或多层医用外科口罩。

（4）医用外科口罩只能一次性使用；口罩潮湿后,或被患者血液、体液污染后,应及时更换。

（5）戴、摘医用外科口罩时的注意事项：①检查口罩是否符合标准,医用外科口罩应符合《医用外科口罩技术要求》（YY 0469—2011)标准；② 检查口罩是否在有效期内；③ 摘口罩时一定要在确认比较安全的环境中,周围无污染源,避免职业暴露；④ 戴口罩前应进行手卫生,摘口罩前、后应进行手卫生。

268. 如何选择与佩戴医用防护口罩？佩戴医用防护口罩时为什么要进行密合性试验？

（1）医用防护口罩适用范围：新型冠状病毒肺炎疫情流行期间，在医疗机构相关区域或进行以下操作时应佩戴医用防护口罩：① 发热门诊；② 隔离病区（房）和隔离重症监护病区（房）；③ 进行采集呼吸道标本、气管插管、气管切开、无创通气、吸痰等可能产生气溶胶的操作时；④ 对确诊病例、疑似病例进行流行病学调查时；⑤ 环境消毒人员和尸体处理人员；⑥ 生物安全实验室操作人员；⑦ 急诊科（资源充足时）。

（2）佩戴医用防护口罩前应检查口罩有无破损，系带是否正常。如有多种型号，应根据个人脸型选择合适的型号。

（3）戴、摘医用防护口罩时的注意事项：① 检查口罩是否符合标准，医用防护口罩应符合《医用防护口罩技术要求》（GB 19083—2010）；② 检查口罩是否在有效期内；③ 摘口罩时一定确保在安全区域，最后摘掉医用防护口罩；④ 戴医用防护口罩前应进行手卫生，摘口罩前、后应进行手卫生；⑤ 健康人群佩戴的口罩正面（前面）为污染面，摘口罩时应避免接触。发热或有呼吸道症状患者佩戴的口罩接触面为污染面，摘口罩时应朝内对折，手拿系带丢弃。

（4）医用防护口罩潮湿、损坏，或被患者血液、体液污染后，应及时更换。在污染较重的隔离区工作时，医用防护口罩佩戴时间不宜超过 4 小时。

（5）戴医用防护口罩时应进行密合性试验，如密合性不符合要求，不能进入隔离区工作。

269. 佩戴双层甚至多层口罩会增强防护效果吗？

目前，用于新型冠状病毒肺炎疫情防控的口罩主要包括医用外科口罩、医用防护口罩，以上 2 类口罩在通常情况下，均不推荐佩戴双层或者多层。佩戴双层或多层医用外科口罩会导致口罩与面部密合性上下错位，很难做到根据鼻梁形状塑造鼻夹，导致口罩与颜面部密合不严从而增加感染风险。同时，双层或多层口罩会增加呼吸阻力，导致不舒适感，进而影响佩戴者的健康；双层或多层口罩易松动造成工作中不自觉用手频繁触摸面部，增加污染概率；如果在资源紧缺的情况下，双层或多层口罩还会造成资源浪费。因此，佩戴双层口罩并不能增加防护效果，还可能因密合性的破坏增加自身感染的危险性。

270. 如果医用防护口罩资源紧缺,有什么替代策略?

医用防护口罩,指的是符合《医用防护口罩技术要求》(GB 19083—2010)的医用防护口罩。医用防护口罩可有效保障医务人员免受病毒侵害,在工作中,应尽量避免因医用防护口罩紧缺影响诊疗工作情况的发生。医疗机构内部应有口罩、防护服、隔离衣等防护用品的应急储备,以备不时之需,医务人员应掌握分级防护原则,根据不同暴露风险正确选择口罩类别,确保物资的科学调配。

以下建议以供参考,按顺序优先选择:

(1)从管理层面,尽量减少使用口罩的医务人员的数量。如平时需多人操作的工作,尽量缩减至1～2人完成。

(2)适当延长口罩使用时间。同一名医务人员在连续给多名确诊患者做诊疗时,可佩戴同一个医用防护口罩,其间无须更换口罩。如口罩潮湿或被污染,或佩戴者出现呼吸困难时,必须更换。

(3)重复使用口罩。如果诊疗工作无法连续进行,在给患者的诊疗操作结束后,摘下口罩,将口罩放置在一个安全的区域,可以放置在一个透气的容器内,如纸袋(纸袋上标注使用者姓名),或将其挂在指定区域,待下次接触另一名患者时重新戴上。此时需注意,口罩外部可能已经被污染,重新佩戴前后需要注意手卫生,避免触碰口罩内、外表面。

(4)为确诊或疑似患者做诊疗时,按以下感染风险优先分配医用防护口罩:① 进行可产生气溶胶操作的医务人员;② 免疫力低下或感染风险高者,如怀孕的医务人员;③ 工作时间长、工作强度高者,如重症隔离病房的医务人员。

(5)使用 KN95/N95 及以上颗粒物防护口罩＋防护面屏代替医用防护口罩。KN95/N95 颗粒物防护口罩,其过滤的效能与医用防护口罩一致,差别在于其表面没有防喷溅的功能。如果在防护物资紧缺的情况下,救治患者时没有医用防护口罩可用,KN95/N95 颗粒物防护口罩可用于无喷溅的情况,或者在 KN95/N95 颗粒物防护口罩的外面加戴一个防护面屏,也可以弥补 KN95/N95 颗粒物防护口罩不能防喷溅的缺陷。

(6)如果采取以上措施,仍不能满足需求,应使用医用外科口罩代替(尽量避免)。① 选取可系紧或有弹性绑带的医用外科口罩,因为耳挂式口罩不能确保密合性。② 在使用后立即丢弃,如果口罩被弄湿或被分泌物弄脏,应立即更换口罩。③ 条件允许时,佩戴医用外科口罩后加戴防护面屏,可以起到阻隔液滴的作用,减少病毒对呼吸道的侵害。

271. 哪些操作容易引发气溶胶喷溅?

容易引发气溶胶喷溅的常见操作有:气管插管和拔管、吸痰、心肺复苏、咽拭子采样、尸检、高速设备(如钻、锯、离心机等)的使用、气管镜检查等。

272. 容易引发气溶胶喷溅的操作应采取什么措施?

患者可能会排出呼吸道分泌物和微小气溶胶而造成呼吸道疾病的传播。因此,医务人员在实施诊疗操作时应做好职业防护:① 操作房间保持通风良好,只允许必要的人员入内。② 根据分级防护的要求和暴露级别,选择合适的防护用品,如穿防渗透隔离衣或防护服、戴护目镜/防护面屏、戴医用外科口罩或医用防护口罩。针对新型冠状病毒肺炎,建议为疑似、确诊病例实施以上操作时,戴医用防护口罩、穿防渗透防护服,必要时加穿防渗透隔离衣、戴护目镜/防护面屏,若条件允许可使用全面性呼吸器、戴手套,必要时戴双层手套。③ 接触患者前后执行手卫生,脱手套后及时洗手或手消毒。④ 操作结束后,对可能污染的环境及时进行清洁消毒。

273. 新型冠状病毒肺炎疫情期间,手卫生的指征有哪些?

新型冠状病毒肺炎疫情期间,医务人员除遵循世卫组织 5 大洗手指征外,应在以下环节加强手卫生:

(1) 抵达工作场所时。

(2) 在下列情况之前:① 直接接触患者;② 戴手套进行临床操作;③ 药品准备;④ 接触食物/摆放食物或协助患者进食;⑤ 离开工作场所。

(3) 对同一患者进行不同部位操作之间,摘脱防护用品过程之间。

(4) 在下列情况之后:① 摘手套后,取下防护用品后;② 接触疑似患者或确诊患者的血液、体液和分泌物以及被新型冠状病毒污染的物品后;③ 排便后,擦拭口鼻或擤鼻涕。

274. 如何正确选择和使用护目镜或面屏?

(1) 护目镜或面屏适用于以下情况:① 可能受到患者血液、体液、分泌物等喷溅时;② 为疑似患者或确诊患者实施可能产生气溶胶的操作(如采集呼吸道标本、气管插管、无创通气、吸痰、气管切开、心肺复苏、插管前手动通气和支气管镜检查,以及使用锯、钻、离心设备等)时;③ 隔离留观病区(房)、隔离病区(房)和隔离重症监护病区(房)等区域。

(2) 注意事项:① 护目镜和防护面屏二者的作用相似,选择其中的 1 种佩戴即可,同时佩戴会影响操作视野,反而增加操作难度和锐器伤发生的风险;② 护目镜如为可重复使用的防护用品,应当消毒后再复用;③ 一次性使用的护目镜在供给不足的紧急情况下,经严格消毒后可重复使用;④ 佩戴前应检查有无破损、松懈。

275. 如何正确使用手套?

(1) 手套适用于以下情况:① 接触患者血液、体液、分泌物、呕吐物及污染物时;② 进行手术等无菌操作时,接触患者破损皮肤、黏膜时;③ 发热门诊、隔离留观病区(房)、隔离病区(房)和隔离重症监护病区(房)等区域;④ 进入污染区域或进行诊疗操作时,根据工作内容佩戴一次性使用橡胶手套,在接触不同患者或手套破损时应及时消毒,更换手套并进行手卫生。

(2) 注意事项:① 戴手套不能替代手卫生;② 一次性手套仅供一次性使用,需正确穿戴和脱摘,注意破损时及时更换手套;③ 流行病学调查等不需要接触患者及污染物品时可不戴手套。

276. 如何正确选择和使用防护服?

(1) 防护服适用于以下情况:① 临床医务人员在接触甲类或按甲类传染病管理的传染病患者时,接触经空气传播或飞沫传播的传染病患者时,以及可能受到患者血液、体液、分泌物、排泄物喷溅时;② 隔离留观病区(房)、隔离病区(房)和隔离重症监护病区(房);③ 对疑似、确诊病例和无症状感染者进行调查的流行病学调查人员;④ 医学观察场所工作人员;⑤ 病例和无症状感染者转运人员、尸体处理人员、环境清洁消毒人员、标本采集人员和实验室工作人员。

(2) 注意事项:① 紧急医用物资防护服实行标识标记管理,紧急医用物资防护服仅用于隔离留观病区(房)、隔离病区(房),不应用于隔离重症监护病区(房)等有严格微生物指标控制的场所;② 穿前应检查防护服有无破损,防护服只限在规定区域内穿脱,发现有渗漏或破损应及时更换;③ 设立防护监督员,在防护用品穿脱区域设置检查点并配备 1 名防护监督员,有条件地区可采用视频监控对话系统,对医务人员穿脱防护用品情况给予监督、指导和帮助;④ 防护服不得重复使用,不推荐防护服上喷洒消毒剂或清洗消毒后重复使用。

277. 脱防护服之前,需要向防护服上面喷洒消毒剂吗?

消毒剂达到消毒效果需要消毒时间的保证,向防护服上喷洒消毒剂进行消毒后又立即脱掉防护用品,起不到消毒作用,同时喷洒消毒剂反而存在喷湿防护服、污染内层衣物的风险。因此,脱防护服之前不需要向防护服上面喷洒消毒剂。向人体大量喷洒消毒剂时可能使消毒剂通过呼吸吸入和/或经皮肤进入体内,在这种情况下,向防护服上喷洒消毒剂可能存在损害人体健康的风险。

278. 在防护用品的使用中有哪些需要注意的细节?

应根据不同区域、不同操作正确选择防护用品,在清洁区穿戴防护用品,保证覆盖全部皮肤不裸露。脱卸防护用品存在较大的污染风险,正确规范脱卸防护用品尤为重要,需要注意以下几方面:

(1) 首先脱卸污染最严重的防护用品,如外层手套、隔离衣或防护服;

(2) 最后一步摘除口罩或呼吸防护器,在脱卸时可暂时屏住呼吸;

(3) 避免已污染的防护用品和手造成自我污染,任何时候若不戴手套接触了被污染的防护用品均应进行手卫生,每脱一件防护用品进行一次手卫生;

(4) 应在周围无未穿戴个人防护用品的人员在场时脱卸防护用品,动作应轻柔、熟练,避免对自己、他人和周围环境造成污染;

(5) 使用正压头套,或佩戴医用防护口罩、N95/KN95 及以上颗粒物防护口罩或 FFP2 以上级别或其他等效口罩或更高级别防护口罩时必须检查密合性,注意长胡须会影响口罩密合性;

(6) 一次性使用医用口罩、医用防护口罩、防护服或者隔离衣等防护用品被患者血液、体液、分泌物等污染时,应当立即更换。

279. 当个人防护用品破损时,应如何处理?

(1) 防护服破损时,应立即离开污染区,严格按照离开污染区时的防护用品脱卸流程摘脱所有防护用品,如需返回污染区工作,需严格按照穿戴流程重新穿戴新的防护用品。

（2）口罩破损时，按上述方法立即离开污染区，并进行个人清洁消毒（生理盐水或过氧化氢漱口，并用棉签沾取酒精或碘伏擦拭鼻孔、外耳道、眼部等皮肤黏膜），并根据暴露情况评估是否需要医学观察。

（3）护目镜破损时，应进行以下流程：脱手套→进行手卫生（流动水洗手）→使用生理盐水冲洗眼睛或 0.05％的碘伏冲洗消毒→使用 75％的酒精消毒眼部周围皮肤→进行手卫生→佩戴清洁护目镜→进行手卫生。

（4）手套破损时，应进行以下流程：脱掉手套→进行手卫生（流动水洗手）→重新戴上手套。

280. 发热门诊的医务人员，在每日工作结束后可以回家吗？

疫情期间发热门诊的就诊患者较多，特别是定点医院的发热门诊，医务人员接触新型冠状病毒肺炎疑似或确诊患者的概率较大，在相对封闭的环境中长时间暴露于高浓度气溶胶情况下，经气溶胶传播的风险也增加。尽管医务人员在工作期间进行了合理防护，但由于人群普遍对新型冠状病毒易感，加上发热门诊医务人员在疫情期间工作强度普遍较大，饮食、休息难以规律，易造成机体免疫力下降。为减少与家人之间的交叉感染，发热门诊医务人员每日值班结束后应按照规范脱卸防护用品、沐浴、更衣，尽量在定点场所单间休息，如回家休息，有条件时尽量独处一室。

281. 有人的情况下，医疗机构如何进行空气消毒？

新型冠状病毒肺炎为呼吸道传染病，有条件的医疗机构首选负压隔离病房，受客观条件限制的可采用通风（包括自然通风和机械通风）、循环风紫外线空气消毒器、静电吸附式空气消毒器或其他获得卫生管理部门消毒产品卫生许可批件的空气消毒器进行消毒。具体操作如下：

（1）可根据室外风力和气温开窗通风，适时进行，每次 30 分钟，每天 2 次以上，如条件允许，可持续通风；机械通风可通过安装通风设备，利用风机、排风扇等运转产生的动力，使空气流动。

（2）新型冠状病毒肺炎患者所处房间可持续开启循环风紫外线空气消毒器、静电吸附式空气消毒器。

（3）其他空气消毒设备其操作方法、注意事项等应遵循产品说明书。

（4）不管何种空气消毒模式，医务人员在操作时应处于上风向。

282. 隔离病房的空气消毒机过滤网应如何维护？

消毒机消毒时应关闭门窗，进风口、出风口不应有物品覆盖或遮挡。消毒器的检修与维护应遵循产品的使用说明，静电吸附式空气消毒器的循环风量（m^3/h）应在房间体积的 8 倍以上。对隔离病房等区域的空气消毒器的过滤网进行维护时，维护人员应做好个人防护，使用 1000 mg/L 的含氯消毒液或 500 mg/L 的二氧化氯消毒剂进行擦拭或浸泡消毒，并用清水冲洗或擦拭干净。疫情期间应适当增加维护频次。

283. 医疗机构的集中通风空调有特殊管理要求吗？

（1）负责空调管理维护的设备后勤人员应全面了解、掌握本院集中通风空调的工作原理、类型、供风范围等特点，以确定是否使用中央空调或如何安全使用。

（2）对末端设备（如风机盘管、新风机组、组合式空调机组、空气消毒装置、风管等）定期检查维护，疫情期间增加检查维护频次。

（3）新风入口过滤器至少每周检查 1 次，进行清洁并消毒，重复使用的粗效过滤器至少每 20 天检查 1 次，进行清洗消毒；一次性使用粗效过滤器应在 2 个月使用期限内进行更换；中效过滤器使用后在 4 个月内更换，做好记录。

（4）空调通风系统的常规清洗消毒应符合《公共场所集中空调通风系统清洗消毒规范》（XWS/T 396—2012）的要求。疫情期间可使用 250～500 mg/L 的含氯（溴）或二氧化氯消毒液进行喷洒、浸泡或擦拭消毒，作用 10～30 分钟。对需要消毒的金属部件建议优先选择季铵盐类消毒剂。

（5）有新型冠状病毒肺炎疑似或确诊病例时，立即关闭中央空调，在疾病预防控制中心的指导下，对空调通风系统进行消毒和清洗处理，经卫生学评价合格后方可重新启用。

（6）关注气溶胶的传播。在保持下水管道畅通基础上，应当对下水管道、空气处理装置水封、卫生间地漏以及空调机组凝结水排水管等 U 形管定时检查，缺水时及时补水，避免不同楼层间空气掺混。

284. 中心负压排气口排出的气体如何处理？

（1）多台真空泵合用排气管时，每台真空泵在排气时应采取隔离措施。

（2）排气管口应使用耐腐蚀材料，并应采取排气防护措施，排气管道的最低部位应设置排污阀。

（3）真空泵的排气应符合医院环境卫生标准要求。排气口应设置有害气体警示标识。

（4）排气口应位于室外，不应与医用空气进气口位于同一高度，且与建筑物的门窗等其他开口的距离不应少于 3 米。

（5）排气口气体的发散不应受季风、附近建筑、地形及其他因素的影响，排出的气体不应转移至其他人员工作或生活区域。

（6）排出的气体最好经过消毒后排出。

285. 可重复使用的护目镜、防护面屏如何消毒？

（1）留观及隔离病室或污染较重的护目镜、防护面屏用 1000 mg/L 的含氯消毒剂或其他有效消毒剂浸泡消毒 30 分钟，清水冲净残留消毒剂并干燥后放入清洁干燥容器中备用。

（2）非隔离区面屏或护目镜可使用 75% 的酒精擦拭消毒 2 遍，或用 500～1000 mg/L 的含氯消毒剂或其他有效消毒剂擦拭或浸泡消毒后再用清水冲净并干燥备用。

286. 医疗机构需要进行预防性消毒吗？

在疫情期间强化多部门联防联控工作机制，应最大限度减少公众聚集性活动，加强密闭场所通风、消毒等措施。医疗机构诊疗场所属于较密闭的公共场所，所以在疫情期间需要进行通风，对物表、地面等进行预防性消毒措施，减少无症状感染者对诊疗环境的污染。在进行预防性消毒时，消毒剂浓度不宜过高，如含氯消毒剂的浓度不宜高于 1000 mg/L。

287. 医疗机构公共场所的高频接触表面包括哪些？

公共场所的高频接触表面包括：电梯按键、门把手、候诊椅、自助机、楼梯扶手、水龙头、马桶、转运车辆、担架等运输工具。

288. 高频接触表面如何进行清洁消毒？

（1）清洁消毒方法：清洁后首选 500～1000 mg/L 的含氯消毒液或 500 mg/L 的二氧化氯消毒剂擦拭消毒，作用时间 30 分钟；不耐腐蚀的物表使用 75％的乙醇擦拭消毒 2 遍，每天至少 2～3 次。遇污染时即刻消毒。

（2）根据疫情流行情况、使用频次及污染情况，适当增加消毒频次或使用保护膜等措施，保护膜应"一用一丢弃"。

289. 发热门诊、留观病房及隔离病房的物表在清洁消毒时应关注什么？

有少量污染物时可用一次性吸水材料（如纱布、抹布等）沾取 5000～10000 mg/L 的含氯消毒液（或能达到高水平消毒的消毒湿巾、干巾）小心移除后再进行清洁消毒。

有大量污染物时应使用含吸水成分的消毒粉或漂白粉完全覆盖，或用一次性吸水材料完全覆盖后用足量的 5000～10000 mg/L 的含氯消毒液喷洒在吸水材料上，作用 30 分钟以上（或使用能达到高水平消毒的消毒干巾），小心清除干净。清除过程中避免接触污染物，清理后的污染物按医疗废物处置。

诊疗设施设备表面以及床围栏、床头柜、家具、门把手、家居等用品有肉眼可见污染物时，应先完全清除污染物再消毒。无肉眼可见污染物时，用 1000 mg/L 的含氯消毒液或 500 mg/L 的二氧化氯消毒剂进行喷洒、擦拭或浸泡消毒，作用 30 分钟后用清水擦拭或冲洗干净。

290. 疑似或确诊新型冠状病毒肺炎患者转出后，如何进行终末消毒？

宜使用微细纤维材料的擦拭布巾和地巾有序进行，遵循由上而下、由里到外、由轻度污染到重度污染的顺序消毒。

（1）空气消毒：在无人条件下可选择过氧乙酸、二氧化氯、过氧化氢、次氯酸等消毒剂，采用超低容量喷雾法进行消毒。采用 3％的过氧化氢、5000 mg/L 的过氧乙酸、500 mg/L 的二氧化氯等消毒液，按照 20～30 mL/m³ 的用量加入电动超低容量喷雾器中，接通电源，即可进行喷雾消毒。消毒前关好门窗，喷洒时按先上后下、先左后右、由里向外、先表面后空间，循序渐进均匀喷洒。作用时间：过氧化氢、二氧化氯为 30～60 分钟,过氧乙酸为 1 小时。消毒完毕后,打开门窗彻底通风。

(2)环境物表消毒:保洁员在二级防护下对环境物表进行擦拭消毒。物体表面和地面采用 1000 mg/L 的含氯消毒剂、500 mg/L 的二氧化氯消毒剂或用含过氧乙酸、过氧化氢消毒湿巾彻底擦拭消毒,并做好记录。

(3)地面、墙壁消毒:有肉眼可见污染物时,应先完全清除污染物再消毒。无肉眼可见污染物时,可用 1000 mg/L 的含氯消毒液或 500 mg/L 的二氧化氯消毒剂擦拭或喷洒消毒。地面消毒先由外向内喷洒 1 次,喷药量为 100～300 mL/m²,待室内消毒完毕后,再由内向外重复喷洒一次。消毒作用时间应不少于 30 分钟。

(4)消毒结束后,对保洁工具进行消毒处理。

291. 集中隔离点产生的生活垃圾属于医疗废物吗?

密切接触者产生的生活垃圾具有潜在生物污染风险,在诊疗活动中产生的生活垃圾与医疗废物均应按照医疗废物处置。目前下发的规范中未对隔离点工作人员生活区所产生的生活垃圾做明确规定,但在疫情期间,为有效防止疾病传播,可参照《国家卫生健康委办公厅关于做好新型冠状病毒感染的肺炎疫情期间医疗机构医疗废物管理工作的通知》(国卫办医函〔2020〕81 号)要求,按照医疗废物处置。

292. 新型冠状病毒肺炎疫情期间,医疗废物管理有哪些特殊要求?

除遵循医疗废物管理的常规要求以外,还应注意以下几点:

(1)分类:新型冠状病毒肺炎患者及疑似患者在就诊过程中产生的所有废弃物,包括医疗废物、生活垃圾等均应按新型冠状病毒肺炎的医疗废物处理。

(2)收集、包装、院内转运:① 医疗废物收集桶应为脚踏式并带盖,达到 3/4 满时应当使用双层包装袋盛装,采用鹅颈结式封口,分层封扎;② 锐器盒密闭后外套黄色医疗废物专用包装袋,避免包装物破损;③ 含病原体的标本和相关保存液等高危险废物,在产生地点进行压力蒸汽灭菌或者化学消毒处理后再转运;④ 在离开污染区前应当对包装袋表面采用 1000 mg/L 的含氯消毒液均匀喷洒消毒或在其外面加套一层医疗废物包装袋;⑤ 标签除常规内容外,还应在特别说明中标注"新型冠状病毒肺炎"或者"新冠"的标识;⑥ 由专人收集,做好防护,按规定路线转运至暂存处。

(3)暂存处管理:单独区域存放,专人管理,并尽快交由医疗废物处置单位处置,存放时间最长不超过 24 小时。每日 2 次使用 1000 mg/L 的含氯消毒剂对暂存处墙壁和地面消毒,冲洗液应排入医疗机构内的污水处理系统。与其他医疗废物分开填写转移联单,并建立专用台账。

(4) 运送与处置:医疗废物处置单位需要固定专用车辆、专人负责,不与其他医疗废物混装,每次卸载完毕必须消毒。应该随到随处置,在处置单位最长贮存时间不超过 12 小时。

七、疫情防控法律知识

293. 关于传染病的类别，我国法律是如何规定的？

《传染病防治法》第三条规定：

"本法规定的传染病分为甲类、乙类和丙类。

甲类传染病是指：鼠疫、霍乱。

乙类传染病是指：传染性非典型肺炎、艾滋病、病毒性肝炎、脊髓灰质炎、人感染高致病性禽流感、麻疹、流行性出血热、狂犬病、流行性乙型脑炎、登革热、炭疽、细菌性和阿米巴性痢疾、肺结核、伤寒和副伤寒、流行性脑脊髓膜炎、百日咳、白喉、新生儿破伤风、猩红热、布鲁氏菌病、淋病、梅毒、钩端螺旋体病、血吸虫病、疟疾。

丙类传染病是指：流行性感冒、流行性腮腺炎、风疹、急性出血性结膜炎、麻风病、流行性和地方性斑疹伤寒、黑热病、包虫病、丝虫病，除霍乱、细菌性和阿米巴性痢疾、伤寒和副伤寒以外的感染性腹泻病。

国务院卫生行政部门根据传染病暴发、流行情况和危害程度，可以决定增加、减少或者调整乙类、丙类传染病病种并予以公布。"

294. 什么是传染病的"乙类管理、甲类防控"？

《传染病防治法》第四条规定：

"对乙类传染病中传染性非典型肺炎、炭疽中的肺炭疽和人感染高致病性禽流感，采取本法所称甲类传染病的预防、控制措施。其他乙类传染病和突发原因不明的传染病需要采取本法所称甲类传染病的预防、控制措施的，由国务院卫生行政部门及时报经国务院批准后予以公布、实施。

需要解除依照前款规定采取的甲类传染病预防、控制措施的，由国务院卫生行政部门报经国务院批准后予以公布。

省、自治区、直辖市人民政府对本行政区域内常见、多发的其他地方性传染病，可以根据情况决定按照乙类或者丙类传染病管理并予以公布，报国务院卫生行政部门备案。"

295. 什么是突发公共卫生事件？

《突发公共卫生事件应急条例》第二条规定："本条例所称突发公共卫生事件，是指突然发生，造成或者可能造成社会公众健康严重损害的重大传染病疫情、群体性不明原因疾病、重大食物和职业中毒以及其他严重影响公众健康的事件。"

296. 防控新型冠状病毒肺炎的法律依据主要有哪些？

主要有《传染病防治法》《突发事件应对法》《精神卫生法》《突发公共卫生事件应急条例》《国家突发公共事件总体应急预案》《最高人民法院、最高人民检察院关于办理妨害预防、控制突发传染病疫情等灾害的刑事案件具体应用法律若干问题的解释》《刑法》《执业医师法》《治安管理处罚法》《关于加强心理健康服务的指导意见》等法律、行政法规、部门规章、司法解释及规范性文件。

297. 突发事件的等级如何划分？

《突发事件应对法》第三条规定："本法所称突发事件，是指突然发生，造成或者可能造成严重社会危害，需要采取应急处置措施予以应对的自然灾害、事故灾难、公共卫生事件和社会安全事件。按照社会危害程度、影响范围等因素，自然灾害、事故灾难、公共卫生事件分为特别重大、重大、较大和一般四级。法律、行政法规或者国务院另有规定的,从其规定。突发事件的分级标准由国务院或者国务院确定的部门制定。"

298. 在什么情况下可以宣布疫区?

《传染病防治法》第四十三条规定:"甲类、乙类传染病暴发、流行时,县级以上地方人民政府报经上一级人民政府决定,可以宣布本行政区域部分或者全部为疫区;国务院可以决定并宣布跨省、自治区、直辖市的疫区。"

299. 在防控新冠疫情工作中,单位和个人有哪些义务?

《传染病防治法》第十二条规定:"在中华人民共和国领域内的一切单位和个人,必须接受疾病预防控制机构、医疗机构有关传染病的调查、检验、采集样本、隔离治疗等预防、控制措施,如实提供有关情况。"

第三十一条规定:"任何单位和个人发现传染病病人或者疑似传染病病人时,应当及时向附近的疾病预防控制机构或者医疗机构报告。"

《突发事件应对法》第五十四条规定:"任何单位和个人不得编造、传播有关突发事件事态发展或者应急处置工作的虚假信息。"

第五十六条规定:"受到自然灾害危害或者发生事故灾难、公共卫生事件的单位,应当立即组织本单位应急救援队伍和工作人员营救受害人员,疏散、撤离、安置受到威胁的人员,控制危险源,标明危险区域,封锁危险场所,并采取其他防止危害扩大的必要措施,同时向所在地县级人民政府报告;对因本单位的问题引发的或者主体是本单位人员的社会安全事件,有关单位应当按照规定上报情况,并迅速派出负责人赶赴现场开展劝解、疏导工作。

突发事件发生地的其他单位应当服从人民政府发布的决定、命令,配合人民政府采取的应急处置措施,做好本单位的应急救援工作,并积极组织人员参加所在地的应急救援和处置工作。"

第五十七条规定:"突发事件发生地的公民应当服从人民政府、居民委员会、村民委员会或者所属单位的指挥和安排,配合人民政府采取的应急处置措施,积极参加应急救援工作,协助维护社会秩序。"

300. 医疗机构应如何处置新型冠状病毒肺炎病人、疑似病人以及他们的密切接触者?

《传染病防治法》第三十九条第一款规定:

"医疗机构发现甲类传染病时,应当及时采取下列措施:

(1) 对病人、病原携带者,予以隔离治疗,隔离期限根据医学检查结果确定;

(2) 对疑似病人,确诊前在指定场所单独隔离治疗;

(3) 对医疗机构内的病人、病原携带者、疑似病人的密切接触者,在指定场所进行医学观察和采取其他必要的预防措施。"

301. 对拒绝或者擅自脱离隔离治疗的病人、疑似病人应如何处理?

《传染病防治法》第三十九条第二款规定:"拒绝隔离治疗或者隔离期未满擅自脱离隔离治疗的,可以由公安机关协助医疗机构采取强制隔离治疗措施。"

302. 发现新型冠状病毒肺炎病例时,疾病预防控制机构应采取哪些措施?

《传染病防治法》第四十条规定:

"疾病预防控制机构发现传染病疫情或者接到传染病疫情报告时,应当及时采取下列措施:

(1) 对传染病疫情进行流行病学调查,根据调查情况提出划定疫点、疫区的建议,对被污染的场所进行卫生处理,对密切接触者,在指定场所进行医学观察和采取其他必要的预防措施,并向卫生行政部门提出疫情控制方案;

(2) 传染病暴发、流行时,对疫点、疫区进行卫生处理,向卫生行政部门提出疫情控制方案,并按照卫生行政部门的要求采取措施;

(3) 指导下级疾病预防控制机构实施传染病预防、控制措施,组织、指导有关单位对传染病疫情的处理。"

303. 对已经发生新型冠状病毒肺炎病例的相关场所里的人员,可以采取哪些措施?

《传染病防治法》第四十一条规定:

"对已经发生甲类传染病病例的场所或者该场所内的特定区域的人员,所在地的县级以上地方人民政府可以实施隔离措施,并同时向上一级人民政府报告;接到报告的上级人民政府应当即时作出是否批准的决定。上级人民政府作出不予批准决定的,实施隔离措施的人民政府应当立即解除隔离措施。

在隔离期间,实施隔离措施的人民政府应当对被隔离人员提供生活保障;被隔离人员有工作单位的,所在单位不得停止支付其隔离期间的工作报酬。

隔离措施的解除,由原决定机关决定并宣布。"

304. 在新冠疫情期间,地方政府是否有权利采取隔离等紧急措施?

《传染病防治法》第四十一条规定:

"对已经发生甲类传染病病例的场所或者该场所内的特定区域的人员,所在地的县级以上地方人民政府可以实施隔离措施,并同时向上一级人民政府报告;接到报告的上级人民政府应当即时作出是否批准的决定。上级人民政府作出不予批准决定的,实施隔离措施的人民政府应当立即解除隔离措施。

在隔离期间,实施隔离措施的人民政府应当对被隔离人员提供生活保障;被隔离人员有工作单位的,所在单位不得停止支付其隔离期间的工作报酬。"

305. 在新型冠状病毒肺炎暴发、流行地区,地方政府可以采取哪些紧急措施?

《传染病防治法》第四十二条规定:

"传染病暴发、流行时,县级以上地方人民政府应当立即组织力量,按照预防、控制预案进行防治,切断传染病的传播途径,必要时,报经上一级人民政府决定,可以采取下列紧急措施并予以公告:

(1) 限制或者停止集市、影剧院演出或者其他人群聚集的活动;

(2) 停工、停业、停课;

(3) 封闭或者封存被传染病病原体污染的公共饮用水源、食品以及相关物品;

(4) 控制或者扑杀染疫野生动物、家畜家禽;

(5) 封闭可能造成传染病扩散的场所。

上级人民政府接到下级人民政府关于采取前款所列紧急措施的报告时,应当即时作出决定。

紧急措施的解除,由原决定机关决定并宣布。"

《突发事件应对法》第四十九条规定:

"自然灾害、事故灾难或者公共卫生事件发生后,履行统一领导职责的人民政府可以采取下列一项或者多项应急处置措施:

(1) 组织营救和救治受害人员,疏散、撤离并妥善安置受到威胁的人员以及采取其他救助措施;

(2) 迅速控制危险源,标明危险区域,封锁危险场所,划定警戒区,实行交通管制以及其他控制措施；

（3）立即抢修被损坏的交通、通信、供水、排水、供电、供气、供热等公共设施，向受到危害的人员提供避难场所和生活必需品，实施医疗救护和卫生防疫以及其他保障措施；

（4）禁止或者限制使用有关设备、设施，关闭或者限制使用有关场所，中止人员密集的活动或者可能导致危害扩大的生产经营活动以及采取其他保护措施；

（5）启用本级人民政府设置的财政预备费和储备的应急救援物资，必要时调用其他急需物资、设备、设施、工具；

（6）组织公民参加应急救援和处置工作，要求具有特定专长的人员提供服务；

（7）保障食品、饮用水、燃料等基本生活必需品的供应；

（8）依法从严惩处囤积居奇、哄抬物价、制假售假等扰乱市场秩序的行为，稳定市场价格，维护市场秩序；

（9）依法从严惩处哄抢财物、干扰破坏应急处置工作等扰乱社会秩序的行为，维护社会治安；

（10）采取防止发生次生、衍生事件的必要措施。"

306. 传染病暴发、流行时，各级政府可以采取哪些人员、物资的征调措施？

《传染病防治法》第四十五条规定：

"传染病暴发、流行时，根据传染病疫情控制的需要，国务院有权在全国范围或者跨省、自治区、直辖市范围内，县级以上地方人民政府有权在本行政区域内紧急调集人员或者调用储备物资，临时征用房屋、交通工具以及相关设施、设备。

紧急调集人员的，应当按照规定给予合理报酬。临时征用房屋、交通工具以及相关设施、设备的，应当依法给予补偿；能返还的，应当及时返还。"

《突发事件应对法》第五十二条规定：

"履行统一领导职责或者组织处置突发事件的人民政府，必要时可以向单位和个人征用应急救援所需设备、设施、场地、交通工具和其他物资，请求其他地方人民政府提供人力、物力、财力或者技术支援，要求生产、供应生活必需品和应急救援物资的企业组织生产、保证供给，要求提供医疗、交通等公共服务的组织提供相应的服务。

履行统一领导职责或者组织处置突发事件的人民政府，应当组织协调运输经营单位,优先运送处置突发事件所需物资、设备、工具、应急救援人员和受到突发事件危害的人员。"

307. 为了查找传染病病因,医疗机构可以怎么做?

《传染病防治法》第四十六条第二款规定:"为了查找传染病病因,医疗机构在必要时可以按照国务院卫生行政部门的规定,对传染病病人尸体或者疑似传染病病人尸体进行解剖查验,并应当告知死者家属。"

308. 医疗机构在新冠疫情期间应采取的措施有哪些?

《传染病防治法》第三十九条规定:

"医疗机构发现甲类传染病时,应当及时采取下列措施:

(1)对病人、病原携带者,予以隔离治疗,隔离期限根据医学检查结果确定;

(2)对疑似病人,确诊前在指定场所单独隔离治疗;

(3)对医疗机构内的病人、病原携带者、疑似病人的密切接触者,在指定场所进行医学观察和采取其他必要的预防措施。拒绝隔离治疗或者隔离期未满擅自脱离隔离治疗的,可以由公安机关协助医疗机构采取强制隔离治疗措施。医疗机构发现乙类或者丙类传染病病人,应当根据病情采取必要的治疗和控制传播措施。医疗机构对本单位内被传染病病原体污染的场所、物品以及医疗废物,必须依照法律、法规的规定实施消毒和无害化处置。"

309. 发生传染病时,在什么情况下可以实施交通卫生检疫?

《传染病防治法》第四十四条规定:"发生甲类传染病时,为了防止该传染病通过交通工具及其乘运的人员、物资传播,可以实施交通卫生检疫。具体办法由国务院制定。"

310. 在火车、飞机等公共交通工具上发现新型冠状病毒肺炎病人怎么办?

《突发公共卫生事件应急条例》第三十八条规定:

"交通工具上发现根据国务院卫生行政主管部门的规定需要采取应急控制措施的传染病病人、疑似传染病病人,其负责人应当以最快的方式通知前方停靠点,并向交通工具的营运单位报告。交通工具的前方停靠点和营运单位应当立即向交通工具营运单位行政主管部门和县级以上地方人民政府卫生行政主管部门报告。卫生行政主管部门接到报告后,应当立即组织有关人员采取相应的医学处置措施。

交通工具上的传染病病人密切接触者,由交通工具停靠点的县级以上各级人民政府卫生行政主管部门或者铁路、交通、民用航空行政主管部门,根据各自的职责,依照传染病防治法律、行政法规的规定,采取控制措施。"

《国境卫生检疫法实施细则》第四条规定:"入境、出境的人员、交通工具和集装箱,以及可能传播检疫传染病的行李、货物、邮包等,均应当按照本细则的规定接受检疫,经卫生检疫机关许可,方准入境或者出境。"

第五条规定:"卫生检疫机关发现染疫人时,应当立即将其隔离,防止任何人遭受感染,并按照本细则第八章的规定处理。卫生检疫机关发现染疫嫌疑人时,应当按照本细则第八章的规定处理。但对第八章规定以外的其他病种染疫嫌疑人,可以从该人员离开感染环境的时候算起,实施不超过该传染病最长潜伏期的就地诊验或者留验以及其他的卫生处理。"

311. 如何保障疫情防控所需器械、药品等物资的生产和供应?

《传染病防治法》第四十九条规定:"传染病暴发、流行时,药品和医疗器械生产、供应单位应当及时生产、供应防治传染病的药品和医疗器械。铁路、交通、民用航空经营单位必须优先运送处理传染病疫情的人员以及防治传染病的药品和医疗器械。县级以上人民政府有关部门应当做好组织协调工作。"

第七十二条规定:"铁路、交通、民用航空经营单位未依照本法的规定优先运送处理传染病疫情的人员以及防治传染病的药品和医疗器械的,由有关部门责令限期改正,给予警告;造成严重后果的,对负有责任的主管人员和其他直接责任人员,依法给予降级、撤职、开除的处分。"

《铁路法》第十五条第一款规定:"国家铁路和地方铁路根据发展生产、搞活流通的原则,安排货物运输计划。对抢险救灾物资和国家规定需要优先运输的其他物资,应予优先运输。"

《国内水路运输管理条例》第二十三条规定:

"水路运输经营者应当依照法律、行政法规和国家有关规定,优先运送处置突发事件所需的物资、设备、工具、应急救援人员和受到突发事件危害的人员,重点保障紧急、重要的军事运输。

"出现关系国计民生的紧急运输需求时,国务院交通运输主管部门按照国务院的部署,可以要求水路运输经营者优先运输需要紧急运输的物资。水路运输经营者应当按照要求及时运输。"

312. 将新型冠状病毒肺炎列入"检疫传染病"管理,对出入境人员主要有哪些影响?

《中华人民共和国国家卫生健康委员会公告》(2020 年第 1 号)规定:"经国务院批准,现公告如下:……二、将新型冠状病毒感染的肺炎纳入《中华人民共和国国境卫生检疫法》规定的检疫传染病管理。"

《国境卫生检疫法》第四条规定:"入境、出境的人员、交通工具、运输设备以及可能传播检疫传染病的行李、货物、邮包等物品,都应当接受检疫,经国境卫生检疫机关许可,方准入境或者出境。"

第十二条规定:"国境卫生检疫机关对检疫传染病染疫人必须立即将其隔离,隔离期限根据医学检查结果确定;对检疫传染病染疫嫌疑人应当将其留验,留验期限根据该传染病的潜伏期确定。因患检疫传染病而死亡的尸体,必须就近火化。"

第十四条第一款规定:"国境卫生检疫机关对来自疫区的、被检疫传染病污染的或者可能成为检疫传染病传播媒介的行李、货物、邮包等物品,应当进行卫生检查,实施消毒、除鼠、除虫或者其他卫生处理。"

313. 我国对入境、出境人员可采取何种传染病预防、控制措施?

《国境卫生检疫法》第十五条规定:"国境卫生检疫机关对入境、出境的人员实施传染病监测,并且采取必要的预防、控制措施。"

第十六条规定:"国境卫生检疫机关有权要求入境、出境的人员填写健康申明卡,出示某种传染病的预防接种证书、健康证明或者其他有关证件。"

第十七条规定:"对患有监测传染病的人、来自国外监测传染病流行区的人或者与监测传染病人密切接触的人,国境卫生检疫机关应当区别情况,发给就诊方便卡,实施留验或者采取其他预防、控制措施,并及时通知当地卫生行政部门。各地医疗单位对持有就诊方便卡的人员,应当优先诊治。"

314. 入境、出境人员拒绝接受检疫或者抵制卫生监督,拒不接受卫生处理的,其法律后果有哪些?

《国境卫生检疫法实施细则》第一百零九条第三项、第一百一十条第一款规定:

"对拒绝接受检疫或者抵制卫生监督,拒不接受卫生处理的""处以警告或者一百元以上五千元以下的罚款。"

315. **编造并传播虚假疫情信息的人,要承担什么法律责任?**

《突发事件应对法》第六十五条规定:"违反本法规定,编造并传播有关突发事件事态发展或者应急处置工作的虚假信息,或者明知是有关突发事件事态发展或者应急处置工作的虚假信息而进行传播的,责令改正,给予警告;造成严重后果的,依法暂停其业务活动或者吊销其执业许可证;负有直接责任的人员是国家工作人员的,还应当对其依法给予处分;构成违反治安管理行为的,由公安机关依法给予处罚。"

《治安管理处罚法》第二十五条规定:"有下列行为之一的,处五日以上十日以下拘留,可以并处五百元以下罚款;情节较轻的,处五日以下拘留或者五百元以下罚款:……散布谣言,谎报险情、疫情、警情或者以其他方法故意扰乱公共秩序的。"

《刑法》第二百九十一条之一第二款规定:"编造虚假的险情、疫情、灾情、警情,在信息网络或者其他媒体上传播,或者明知是上述虚假信息,故意在信息网络或者其他媒体上传播,严重扰乱社会秩序的,处三年以下有期徒刑、拘役或者管制;造成严重后果的,处三年以上七年以下有期徒刑。"

316. **妨害新型冠状病毒肺炎防控,不服从、不配合或者拒绝执行有关政府决定、命令或者措施等行为,应当负哪些法律责任?**

《突发事件应对法》第六十六条规定:"单位或者个人违反本法规定,不服从所在地人民政府及其有关部门发布的决定、命令或者不配合其依法采取的措施,构成违反治安管理行为的,由公安机关依法给予处罚。"

《治安管理处罚法》第五十条规定:

"有下列行为之一的,处警告或者二百元以下罚款;情节严重的,处五日以上十日以下拘留,可以并处五百元以下罚款:

(1) 拒不执行人民政府在紧急状态情况下依法发布的决定、命令的;

(2) 阻碍国家机关工作人员依法执行职务的。"

《刑法》第二百七十七条第一款规定:"以暴力、威胁方法阻碍国家机关工作人员依法执行职务的,处三年以下有期徒刑、拘役、管制或者罚金。"第三款规定:"在自然灾害和突发事件中,以暴力、威胁方法阻碍红十字会工作人员依法履行职责的,依照第一款的规定处罚。"

《刑法》第三百三十条第一款规定:"违反传染病防治法的规定,有下列情形之一,引起甲类传染病以及依法确定采用甲类传染病预防、控制措施的传染病传播或者有传播严重危险的,处三年以下有期徒刑或者拘役;后果特别严重的,处三年以上七年以下有期徒刑……"

317. 新型冠状病毒肺炎防疫期间,相关部门是否有权征用防疫物资?

《传染病防治法》第四十五条规定:"传染病暴发、流行时,根据传染病疫情控制的需要,国务院有权在全国范围或者跨省、自治区、直辖市范围内,县级以上地方人民政府有权在本行政区域内紧急调集人员或者调用储备物资,临时征用房屋、交通工具以及相关设施、设备。紧急调集人员的,应当按照规定给予合理报酬。临时征用房屋、交通工具以及相关设施、设备的,应当依法给予补偿;能返还的,应当及时返还。"

《突发事件应对法》第四十九条规定:"自然灾害、事故灾难或者公共卫生事件发生后,履行统一领导职责的人民政府可以采取下列一项或者多项应急处置措施:……启用本级人民政府设置的财政预备费和储备的应急救援物资,必要时调用其他急需物资、设备、设施、工具。"

318. 新冠疫情期间,非涉及重要国计民生的企业和经批准提前复工企业如何支付劳动者工资报酬?

非涉及重要国计民生的企业和经批准提前复工的企业,属于正常上班,工作日按照正常的工资标准支付给劳动者即可,无须支付加班工资。休息日无须支付工资,如果休息日加班的话,需要安排补休或者支付200%的加班工资。

319. 新冠疫情期间,企业未经批准就复工,有什么后果?

如果企业强制提前复工,则该单位、其相关负责人有可能面临通报批评、警告、罚款、停产停业、暂扣或者吊销许可证或者营业执照,其主管人员和直接责任人员可能面临行政处分、行政拘留甚至是有可能构成刑事犯罪。《传染病防治法实施办法》第七十条规定:

"有下列行为之一的单位和个人,县级以上政府卫生行政部门报请同级政府批准,对单位予以通报批评;对主管人员和直接责任人员由所在单位或者上级机关给予行政处分:

(1) 传染病暴发、流行时,妨碍或者拒绝执行政府采取紧急措施的;

(2) 传染病暴发、流行时,医疗保健人员、卫生防疫人员拒绝执行各级政府卫生行政部门调集其参加控制疫情的决定的;

(3) 对控制传染病暴发、流行负有责任的部门拒绝执行政府有关控制疫情决定的。"

《传染病防治法》第七十七条规定:"单位和个人违反本法规定,导致传染病传播、流行,给他人人身、财产造成损害的,应当依法承担民事责任。"

《突发事件应对法》第六十四条规定:

"有关单位有下列情形之一的,由所在地履行统一领导职责的人民政府责令停产停业,暂扣或者吊销许可证或者营业执照,并处五万元以上二十万元以下的罚款;构成违反治安管理行为的,由公安机关依法给予处罚:

(1) 未按规定采取预防措施,导致发生严重突发事件的;

(2) 未及时消除已发现的可能引发突发事件的隐患,导致发生严重突发事件的;

(3) 未做好应急设备、设施日常维护、检测工作,导致发生严重突发事件或者突发事件危害扩大的。"

《治安管理处罚法》第五十条规定:"拒不执行人民政府在紧急状态情况下依法发布的决定、命令的……处警告或者二百元以下罚款;情节严重的,处五日以上十日以下拘留,可以并处五百元以下罚款。"

320. 影响新型冠状病毒肺炎防控的单位和个人,导致传染病传播、流行,给他人人身财产造成损害的,要承担怎样的法律责任?

《传染病防治法》第十二条规定:"在中华人民共和国领域内的一切单位和个人,必须接受疾病预防控制机构、医疗机构有关传染病的调查、检验、采集样本、隔离治疗等预防、控制措施,如实提供有关情况。"

第三十一条规定:"任何单位和个人发现传染病病人或者疑似传染病病人时,应当及时向附近的疾病预防控制机构或者医疗机构报告。"

第七十七条规定:"单位和个人违反本法规定,导致传染病传播、流行,给他人人身、财产造成损害的,应当依法承担民事责任。"

321. 明知已感染或可能被感染新型冠状病毒,故意进入公共场所或者隐瞒情况与他人接触的,应当承担怎样的法律责任?

《最高人民法院、最高人民检察院关于办理妨害预防、控制突发传染病疫情等灾害的刑事案件具体应用法律若干问题的解释》第一条规定:

"故意传播突发传染病病原体,危害公共安全的,依照刑法第一百一十四条、第一百一十五条第一款的规定,按照以危险方法危害公共安全罪定罪处罚。

患有突发传染病或者疑似突发传染病而拒绝接受检疫、强制隔离或者治疗,过失造成传染病传播,情节严重,危害公共安全的,依照刑法第一百一十五条第二款的规定,按照过失以危险方法危害公共安全罪定罪处罚。"

322. 引起新型冠状病毒肺炎传播或者有引起传播严重危险的,需要承担刑事责任吗?

《国境卫生检疫法》第二十二条规定:"违反本法规定,引起检疫传染病传播或者有引起检疫传染病传播严重危险的,依照《中华人民共和国刑法》第一百七十八条的规定追究刑事责任。"

《刑法》第三百三十二条规定:

"违反国境卫生检疫规定,引起检疫传染病传播或者有传播严重危险的,处三年以下有期徒刑或者拘役,并处或者单处罚金。

单位犯前款罪的,对单位判处罚金,并对其直接负责的主管人员和其他直接责任人员,依照前款的规定处罚。"

323. 对预防、控制野生动物可能造成的危害,有何法律法规的规定?

《野生动物保护法》第十八条规定:

"有关地方人民政府应当采取措施,预防、控制野生动物可能造成的危害,保障人畜安全和农业、林业生产。"

第二十七条规定:

"禁止出售、购买、利用国家重点保护野生动物及其制品。

因科学研究、人工繁育、公众展示展演、文物保护或者其他特殊情况,需要出售、购买、利用国家重点保护野生动物及其制品的,应当经省、自治区、直辖市人民政府野生动物保护主管部门批准,并按照规定取得和使用专用标识,保证可追溯,但国务院对批准机关另有规定的除外。

实行国家重点保护野生动物及其制品专用标识的范围和管理办法,由国务院野生动物保护主管部门规定。

出售、利用非国家重点保护野生动物的,应当提供狩猎、进出口等合法来源证明。出售本条第二款、第四款规定的野生动物的,还应当依法附有检疫证明。"

第三十条规定:"禁止生产、经营使用国家重点保护野生动物及其制品制作的食品,或者使用没有合法来源证明的非国家重点保护野生动物及其制品制作的食品。禁止为食用非法购买国家重点保护的野生动物及其制品。"

第四十九条规定:"违反本法第三十条规定,生产、经营使用国家重点保护野生动物及其制品或者没有合法来源证明的非国家重点保护野生动物及其制品制作食品,或者为食用非法购买国家重点保护的野生动物及其制品的,由县级以上人民政府野生动物保护主管部门或者市场监督管理部门按照职责分工责令停止违法行为,没收野生动物及其制品和违法所得,并处野生动物及其制品价值二倍以上十倍以下的罚款;构成犯罪的,依法追究刑事责任。"

《陆生野生动物保护实施条例》第二十六条规定:

"禁止在集贸市场出售、收购国家重点保护野生动物或者其产品。

持有狩猎证的单位和个人需要出售依法获得的非国家重点保护野生动物或者其产品的,应当按照狩猎证规定的种类、数量向经核准登记的单位出售,或者在当地人民政府有关部门指定的集贸市场出售。"

324. 为防控新型冠状病毒肺炎,确保物价稳定,价格主管部门可以行使哪些职权?

《价格法》第三十四条规定:

"政府价格主管部门进行价格监督检查时,可以行使下列职权:

(1)询问当事人或者有关人员,并要求其提供证明材料和与价格违法行为有关的其他资料;

(2)查询、复制与价格违法行为有关的账簿、单据、凭证、文件及其他资料,核对与价格违法行为有关的银行资料;

(3)检查与价格违法行为有关的财物,必要时可以责令当事人暂停相关营业;

（4）在证据可能灭失或者以后难以取得的情况下，可以依法先行登记保存，当事人或者有关人员不得转移、隐匿或者销毁。"

325. 在防控新型冠状病毒肺炎过程中，经营者的哪些行为属于价格违法行为？

《价格法》第十三条规定：

"经营者销售、收购商品和提供服务，应当按照政府价格主管部门的规定明码标价，注明商品的品名、产地、规格、等级、计价单位、价格或者服务的项目、收费标准等有关情况。

经营者不得在标价之外加价出售商品，不得收取任何未予标明的费用。"

《价格法》第十四条规定：

"经营者不得有下列不正当价格行为：

（1）相互串通，操纵市场价格，损害其他经营者或者消费者的合法权益；

（2）在依法降价处理鲜活商品、季节性商品、积压商品等商品外，为了排挤竞争对手或者独占市场，以低于成本的价格倾销，扰乱正常的生产经营秩序，损害国家利益或者其他经营者的合法权益；

（3）捏造、散布涨价信息，哄抬价格，推动商品价格过高上涨的；

（4）利用虚假的或者使人误解的价格手段，诱骗消费者或者其他经营者与其进行交易；

（5）提供相同商品或者服务，对具有同等交易条件的其他经营者实行价格歧视；

（6）采取抬高等级或者压低等级等手段收购、销售商品或者提供服务，变相提高或者压低价格；

（7）违反法律、法规的规定牟取暴利；

（8）法律、行政法规禁止的其他不正当价格行为。"

此外，根据《价格法》和《价格违法行为行政处罚规定》的规定，经营者的价格违法行为，还包括经营者不执行政府指导价、政府定价、法定的价格干预措施、紧急措施的行为，以及违反明码标价的规定等行为。

326. 在防控新型冠状病毒肺炎过程中，对经营者的价格违法行为如何处罚？

《价格法》第六章、《价格违法行为行政处罚规定》第四条至第十五条详细规定了对各项价格违法行为的处罚措施。

例如,对"捏造、散布涨价信息,哄抬价格,推动商品价格过高上涨的"行为,《价格法》第四十条规定:"经营者有本法第十四条所列行为之一的,责令改正,没收违法所得,可以并处违法所得五倍以下的罚款;没有违法所得的,予以警告,可以并处罚款;情节严重的,责令停业整顿,或者由工商行政管理机关吊销营业执照。有关法律对本法第十四条所列行为的处罚及处罚机关另有规定的,可以依照有关法律的规定执行。"

《价格违法行为行政处罚规定》第六条规定:

"经营者违反《价格法》第十四条的规定,有下列推动商品价格过快、过高上涨行为之一的,责令改正,没收违法所得,并处违法所得五倍以下的罚款;没有违法所得的,处五万元以上五十万元以下的罚款,情节较重的处五十万元以上三百万元以下的罚款;情节严重的,责令停业整顿,或者由工商行政管理机关吊销营业执照:

(1)捏造、散布涨价信息,扰乱市场价格秩序的;

(2)除生产自用外,超出正常的存储数量或者存储周期,大量囤积市场供应紧张、价格发生异常波动的商品,经价格主管部门告诫仍继续囤积的;

(3)利用其他手段哄抬价格,推动商品价格过快、过高上涨的。

行业协会或者为商品交易提供服务的单位有前款规定的违法行为的,可以处五十万元以下的罚款;情节严重的,由登记管理机关依法撤销登记、吊销执照。

前两款规定以外的其他单位散布虚假涨价信息,扰乱市场价格秩序,依法应当由其他主管机关查处的,价格主管部门可以提出依法处罚的建议,有关主管机关应当依法处罚。"

327. 被新型冠状病毒病原体污染的污水、污物、场所和物品,应如何处理?

《传染病防治法》第二十七条规定:"对被传染病病原体污染的污水、污物、场所和物品,有关单位和个人必须在疾病预防控制机构的指导下或者按照其提出的卫生要求,进行严格消毒处理;拒绝消毒处理的,由当地卫生行政部门或者疾病预防控制机构进行强制消毒处理。"

第四十七条规定:"疫区中被传染病病原体污染或者可能被传染病病原体污染的物品,经消毒可以使用的,应当在当地疾病预防控制机构的指导下,进行消毒处理后,方可使用、出售和运输。"

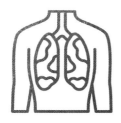

八、居家防疫运动处方相关知识

328. 什么是运动处方？

运动处方由康复医师、康复治疗师或者体育教师、社会体育指导员、私人健身教练等，根据患者或者体育健身者的年龄、性别、一般医学检查、康复医学检查、运动试验、身体素质/体适能测试等结果，按其年龄、性别、健康状况、身体素质以及心血管、运动器官的功能状况，结合主客观条件，用处方的形式制订对患者或者体育健身者适合的运动内容、运动强度、运动时间及频率，并指出运动中的注意事项，以达到科学地、有计划地进行康复治疗或预防健身的目的。

329. 运动处方的特点有哪些？

（1）目的性强：运动处方有明确的远期目标和近期目标，运动处方的制订和实施都是围绕运动处方的目的进行的。

（2）计划性强：运动处方中运动的安排有较强的计划性，在实施运动处方的过程中容易坚持。

（3）科学性强：运动处方的制订和实施过程是严格按照康复体育、临床医学、运动学等学科的要求进行的，有较强的科学性。按运动处方进行锻炼能在较短的时间内,取得较明显的健身和康复效果。

(4)针对性强:运动处方是根据每一个参加锻炼者的具体情况来进行制订和实施的,有很强的针对性,康复效果较好。

(5)普及面广:运动处方简明易懂,容易被大众所接受,收效快,是进行大众健身和康复的理想方法。

330. 运动处方的作用有哪些?

运动处方与普通的体育锻炼和一般的治疗方法不同,运动处方是有很强针对性,有明确目的性,有选择、有控制的运动疗法。运动处方的生理作用主要有以下几个方面:

(1)对心血管系统的作用:运动处方主要是采用中等强度的有氧代谢为主的耐力运动,即有氧运动。正常情况下,有氧运动对增强心血管系统的输氧能力、清除代谢产物,调节做功肌肉的摄氧能力、组织利用氧的能力等有明显的作用。按运动处方锻炼可使心率减慢,血压平稳,心输出量增加,心血管系统的代偿能力增强等。但在有心脏疾病的情况下需要慎重,如在儿童中常见的先天性主动脉瓣狭窄,患者在运动后易出现疲劳,有氧运动能力降低。若勉强运动可能发生昏厥、胸痛,少数甚至发生猝死。

(2)对呼吸系统的作用:实施运动处方可增强呼吸系统的通气量、摄氧能力,改善呼吸系统的功能状态。

(3)对运动系统的作用:实施运动处方可增强肌肉力量、肌肉耐力和肌肉协调性保持及恢复关节的活动幅度,促进骨骼的生长,刺激本体感受器,保存运动条件反射,促进运动系统的血液和淋巴循环,消除肿胀和疼痛等。

(4)对消化系统的作用:实施运动处方能促进消化系统的机能,加强营养素的吸收和利用,增进食欲,促进胆汁合成和排出,减少胆石症的发生,促进胃肠蠕动,防治便秘等疾病。

(5)对神经系统的作用:实施运动处方能提高中枢神经系统的兴奋或抑制能力,改善大脑皮质和神经-体液的调节功能,提高神经系统对各器官、系统的机能调节。

(6)对体脂的作用:实施运动时间长、运动强度中等的运动处方能有效地减少脂肪组织,达到预防疾病和健美的目的。

（7）对代偿功能的作用：因各种伤病导致肢体功能丧失时，人体会产生各种代偿功能来弥补丧失的功能。有的代偿功能可以自发形成，如一侧肾切除后，身体的排泄功能由对侧肾负担。而有的代偿功能则需要有指导地进行训练或刻苦训练，才能产生所需要的功能。如肢体残缺后，用健侧肢体代替患侧肢体的功能。运动处方对代偿功能的建立有重要的促进作用。

（8）对人的心理作用：运动能有效地释放被压抑的情感，增强心理承受能力，保持心理平衡。在疾病的治疗和康复过程中，能增强患者治疗和康复的信心，有助于疾病的恢复；按预防、健身、健美的运动处方运动，可保持良好的情绪，使工作、学习更积极、更轻松。

331. 运动处方的运动种类有哪些？

运动处方的运动种类可分为 3 类：耐力性（有氧）运动、力量性运动及伸展运动和健身操。

（1）耐力性（有氧）运动：是运动处方最主要和最基本的运动手段。在治疗性运动处方和预防性运动处方中，主要用于心血管、呼吸、内分泌等系统的慢性疾病的康复和预防，以改善和提高心血管、呼吸、内分泌等系统的功能。在健身、健美运动处方中，耐力性（有氧）运动是保持全面身心健康和理想体重的有效运动方式。有氧运动的项目包括步行、慢跑、走跑交替、上下楼梯、游泳、自行车、功率自行车、步行车、跑台、跳绳、划船、滑水、滑雪、球类运动等。

（2）力量性运动：在运动处方中，主要用于运动系统、神经系统等肌肉、神经麻痹或关节功能障碍的患者，以恢复肌肉力量和肢体活动功能为主。在矫正畸形和预防肌力平衡被破坏所致的慢性疾患的康复中，通过有选择地增强肌肉力量，调整肌力平衡，从而改善躯干和肢体的形态和功能。力量性运动根据其特点可分为：电刺激疗法（通过电刺激，增强肌力，改善肌肉的神经控制）、被动运动、助力运动、免负荷运动（即在减除肢体重力负荷的情况下进行主动运动，如在水中运动）、主动运动、抗阻运动等。抗阻运动包括：等张练习、等长练习、等动练习和短促最大练习（即等长练习与等张练习结合的训练方法）等。

（3）伸展运动和健身操：较广泛地应用在治疗、预防和健身、健美等各类运动处方中，主要作用有放松精神、消除疲劳，改善体型，防治高血压、神经衰弱等疾病。伸展运动及健身操的项目：太极拳、保健气功、五禽戏、广播体操、医疗体操、矫正体操等。

332. 耐力性(有氧)运动的运动强度如何安排?

运动强度是运动处方的核心及设计运动处方中最困难的部分,需要有适当的监测来确定运动强度是否适宜。运动强度是指单位时间内的运动量,即运动强度=运动量/运动时间。而运动量是运动强度和运动时间的乘积,即运动量=运动强度×运动时间。运动强度可根据最大摄氧量的百分比、代谢当量、心率、自感用力度等来确定。

(1) 最大摄氧量的百分比:在运动处方中常用最大摄氧量的百分比来表示运动强度,通常提高有氧适能的运动强度宜采用 55%～70%最大摄氧量。

(2) 代谢当量(Metabolic Equivalent of Task,简称 MET):指运动时代谢率对安静时代谢率的倍数。1 MET 是指每千克体重每分钟活动消耗 3.5 mL 的氧,其活动强度可表示为 1 MET [1 MET=3.5 mL/(kg·min)]。1 MET 的活动强度相当于健康成人坐位时安静状态下代谢的水平。任何人从事任何强度的活动时,都可测出其摄氧量,从而计算出 MET 值,用于表示其运动强度。在制订运动处方时,如已测出某人的适宜运动强度相当于多少 MET 值,即可找出相同 MET 值的活动项目,写入运动处方。

(3) 心率:除去环境、心理刺激、疾病等因素,心率与运动强度之间存在着线性关系。在运动处方实践中,一般来说,达到最大运动强度时的心率称为最大心率,达到最大功能的 60%～70%时的心率称为"靶心率"或称为"运动中的适宜心率",在日本则称为"目标心率",是指能获得最佳效果并能确保安全的运动心率。为精确地确定每个人的靶心率,须做运动负荷试验,测定运动中可以达到的最大心率或做症状限制性运动试验以确定最大心率,该心率的 70%～85%为运动的靶心率。用靶心率控制运动强度是简便易行的做法,具体推算的方法有:

① 公式推算法

以最大心率的 65%～85%为靶心率,即靶心率=(220－年龄)×65%(或85%)。年龄在 50 岁以上,有慢性病史的,可用公式:靶心率=170－年龄;经常参加体育锻炼的人可用公式:靶心率=180－年龄。

例如:年龄为 40 岁的健康人,其最大运动心率为:220－40=180(次/分),适宜运动心率下限为:180×65%=117(次/分),上限为:180×85%=153(次/分),即锻炼时心率在 117～153 次/分之间,表明运动强度适宜。

② 摄氧量推算法

人体运动时的摄氧量、运动强度及心率有着密切的关系,可用摄氧量推算靶心率,以控制运动强度。大强度运动时相当于最大摄氧量的 70%～80%,运动时的心率为 125～165 次/分;中等强度运动相当于最大摄氧量的 50%～60%,运动时的心率为 110～135 次/分;小强度运动相当于最大摄氧量的 40%以下,运动时的心率为 100～110 次/分。在实践中可采用按年龄预计的适宜心率,结合锻炼者的实践情况来规定适宜的运动强度。

(4)自感用力度:是瑞典心理学家加纳·博格(Gunnar Borg)根据运动者自我感觉疲劳程度来衡量相对运动强度的指标,是持续强度运动中体力水平可靠的指标,可用来评定运动强度;在修订运动处方时,可用来调节运动强度。自感用力度分级运动反应与心肺代谢的指标密切相关,如摄氧量、心率、通气量、血乳酸等。

333. 力量性运动的运动强度和运动量如何控制?

(1)决定力量练习的运动量的因素:① 参加运动的肌群的大小:大肌肉群运动的运动量大,小肌肉群运动的运动量小。如肢体远端小关节、单个关节运动的运动量较小;肢体近端大关节、多关节联合运动、躯干运动的运动量较大。② 运动的用力程度:负重、抗阻力运动的运动量较大,不负重运动的运动量较小。③ 运动节奏:自然轻松的运动节奏的运动量较小,过快或过慢的运动节奏的运动量较大。④ 运动的重复次数:重复次数多的运动量大。⑤ 运动的姿势、位置:不同的运动姿势、位置对维持姿势和克服重力的要求不同,运动量也不同。

(2)力量练习的运动强度运动量:力量练习的运动强度以局部肌肉反应为准,而不是以心率等指标为准。在等张练习或等动练习中,运动量由所抗阻力的大小和运动次数来决定;在等长练习中,运动量由所抗阻力和持续时间来决定。在增强肌肉力量时,宜逐步增加阻力而不是增加重复次数或持续时间(即大负荷、少重复次数的练习);在增强肌肉耐力时,宜逐步增加运动次数或持续时间(即中等负荷、多次重复的练习)。在康复体育中,一般较重视发展肌肉力量,而肌肉耐力可在日常生活活动中可以得到恢复。

334. 伸展运动和健身操的运动强度和运动量如何计算？

（1）有固定套路的伸展运动和健身操的运动量。有固定套路的伸展运动和健身操，如太极拳、广播操等，其运动量相对固定。如太极拳的运动强度一般在 4～5 MET 或相当于 40%～50% 最大摄氧量，运动量较小。增加运动量可通过增加套路的重复次数或调整动作的幅度、架子的高低等来完成。

（2）一般的伸展运动和健身操的运动量可分为大、中、小 3 种。小运动量是指做四肢个别关节的简单运动、轻松的腹背肌运动等，运动间隙较多，一般为 8～12 节；中等运动量可做数个关节或肢体的联合动作，一般为 14～20 节；大运动量是以四肢及躯干大肌肉群的联合动作为主，可加负荷，有适当的间歇，一般在 20 节以上。

335. 运动处方的持续时间如何控制？

（1）耐力性（有氧）运动的运动时间：运动处方中的运动时间是指每次持续运动的时间。每次运动的持续时间为 15～60 分钟，一般须持续 20～40 分钟；其中达到适宜心率的时间须在 15 分钟以上。在计算间歇性运动的持续时间时，应扣除间歇时间。间歇运动的运动密度应视体力而定，体力弱者运动密度应低；体力强者运动密度可较高。运动量由运动强度和运动时间共决定（运动量＝运动强度×运动时间），在总运动量确定时，运动强度较小则运动时间较长。前者适用于年轻及体力较强者，后者适用于老年及体力较弱者。年轻及体力较强者可由较高的运动强度开始锻炼，老年及体力较弱者由低的运动强度开始锻炼。运动量由小到大，增加运动量时，先延长运动时间，再提高运动强度。

（2）力量性运动的运动时间：主要是指每个练习动作的持续时间。如等长练习中肌肉收缩的维持时间一般认为在 6 秒以上较好。短促最大练习是负重伸膝后再维持 5～10 秒。在动力性练习中，完成一次练习所用时间实际上代表运动的速度。

（3）伸展运动和健身操的运动时间：成套的伸展运动和健身操的运动时间一般较固定，而不成套的伸展运动和健身操的运动时间有较大差异。如 24 式太极拳的运动时间约为 4 分钟，42 式太极拳的运动时间约为 6 分钟。伸展运动或健身操的总运动时间由一套或一段伸展运动或健身操的运动时间、伸展运动或健身操的套数或节数来决定。

336. 运动处方的运动频率如何安排？

（1）耐力性（有氧）运动的运动频率：在运动处方中，运动频率常用每周的锻炼次数来表示。运动频率取决于运动强度和每次运动持续的时间。一般认为每周锻炼 3～4 次，即隔 1 天锻炼 1 次时锻炼的效率最高。最低的运动频率为每周锻炼 2 次。运动频率更高时，锻炼的效率增加并不多，而且会增加运动损伤的可能。小运动量的耐力运动可每天进行。

（2）力量性运动的运动频率：力量练习的频率一般为每日或隔日练习 1 次。

（3）伸展运动和健身操的运动频率：伸展运动和健身操的运动频率一般为每日 1 次或每日 2 次。

337. 运动处方的运动进度如何安排？

一般根据运动处方进行适量运动的人，经过一段时间的运动练习后（6～8 星期），心肺功能应有所改善。此时，无论在运动强度和运动时间方面均应逐渐加强，所以运动处方应根据个人的进度而修改。在一般情况下，运动训练造成体能上的进展可分为 3 个阶段：初级阶段、进展阶段和保持阶段。

（1）初级阶段：指刚刚开始实行定时及有规律的运动的阶段。在这个阶段并不适宜进行长时间、多次数和程度大的运动，因为肌肉在未适应运动就接受高度训练很容易造成受伤。所以，以大部分人来说，最适宜采取强度较低、时间较短和次数较少的运动处方。如选择以缓步跑作为练习的运动员，应该以每小时 4 千米的速度进行，而时间和次数则因应自己的体能而调节，不过每次的运动时间不应少于 15 分钟。

（2）进展阶段：指运动员经过初级阶段的运动练习后，心肺功能已有明显改善的阶段，改善的进度则因人而异。在这个阶段，一般人的运动强度都可以达到最大摄氧量的 40%～85%，运动时间亦可每 2～3 周便延长一些。这个阶段是运动员体适能改善的明显期，一般长达 4～5 个月。

（3）保持阶段：在训练计划大约进行了 6 个月之后进入该阶段。在这个阶段，运动员的心肺功能已达到满意的水平，而他们亦不愿意再增加运动量。运动员只要保持这个阶段的训练，就可以确保体魄强健。这时，运动员亦可考虑将较为刻板沉闷的运动训练改为一些较高趣味的运动,以避免因沉闷放弃继续运动。

338. 耐力性(有氧)运动的注意事项有哪些?

用耐力性(有氧)运动进行康复和治疗的疾病多为心血管、呼吸、代谢、内分泌等系统的慢性疾病,在按运动处方进行锻炼时,要根据各类疾病的病理生理特点、每个参加锻炼者的具体身体状况,提出有针对性的注意事项,以确保运动处方的有效原则和安全原则。一般的注意事项应包括以下几方面:

(1) 运动的禁忌症或不宜进行运动的指征:在耐力性(有氧)运动处方中,应有针对性地提出运动禁忌症。如心脏病人运动的禁忌症有病情不稳定的心力衰竭和严重的心功能障碍;急性心包炎、心肌炎、心内膜炎;严重的心率失常;不稳定型、剧增型心绞痛,心肌梗死后不稳定期;严重的高血压;不稳定的血管栓塞性疾病等。

(2) 在运动中应停止运动的指征:在耐力性(有氧)运动处方中应指出须立即停止运动的指征,如心脏病人在运动中出现以下指征时应停止运动:运动时上身不适,运动中无力、头晕、气短,运动中或运动后关节疼痛或背痛等。

(3) 运动量的监控:在耐力性(有氧)运动处方中,须对运动量的监控提出具体的要求,以保证运动处方的有效和安全。

(4) 准备活动:要有充分的准备活动。

(5) 明确运动疗法与其他临床治疗的配合:如糖尿病患者的运动疗法须与药物治疗饮食治疗相结合,以获得最佳的治疗效果;运动的进行时间应避开降糖药物血浓度达到高峰的时间,在运动前、中或后,可适当增加饮食,以避免出现低血糖等。

339. 力量性运动的注意事项有哪些?

(1) 力量练习不应引起明显疼痛。

(2) 力量练习前、后应做充分的准备活动及放松整理活动。

(3) 运动时保持正确的身体姿势。

(4) 必要时给予保护和帮助。

(5) 注意肌肉等长收缩引起的血压升高反应及闭气用力时心血管的负荷增加。有轻度高血压、冠心病或其他心血管系统疾病的患者,应慎做力量练习;有较严重的心血管系统疾病的患者忌做力量练习。

（6）经常检修器械、设备,确保安全。

340. 伸展运动和健身操的注意事项有哪些?

（1）应根据动作的难度、幅度等,循序渐进、量力而行。

（2）指出某些疾病应慎采用的动作,如高血压病患者、老年人等不做或少做过分用力的动作及幅度较大的弯腰、低头等动作。

（3）运动中注意正确的呼吸方式和节奏。

341. 运动处方的种类有哪些?

随着康复体育的不断发展及运动处方应用范围的扩大,运动处方的种类也不断增加,常见的分类如下:

（1）按锻炼的对象和作用可分为:① 治疗性运动处方以治疗疾病、提高康复效果为主要目的;② 预防性运动处方以增强体质、预防疾病、提高健康水平为主要目的;③ 健身、健美运动处方以提高身体素质、运动能力、健美为主要目的。

（2）按锻炼的器官系统可分为:① 心血管系统康复的运动处方;② 运动系统康复的运动处方;③ 神经系统康复的运动处方;④ 呼吸系统康复的运动处方。

342. 制订运动处方的原则有什么?

（1）因人而异原则:运动处方必须因人而异,切忌千篇一律。要根据每一个参加锻炼者或病人的具体情况制订出符合个人身体客观条件及要求的运动处方。不同的疾病,运动处方不同;同一疾病在不同的病期,运动处方不同;同一个人在不同的功能状态下,运动处方也应有所不同。

（2）有效原则:运动处方的制订和实施应使参加锻炼者或病人的功能状态有所改善。在制订运动处方时,要科学、合理地安排各项内容;在运动处方的实施过程中,要按质、按量认真完成训练。

（3）安全原则:在制订和实施运动处方时,应严格遵循各项规定和要求,以确保安全。按运动处方运动,应保证在安全的范围内进行,若超出安全的界限,则可能发生危险。

（4）全面原则:运动处方应遵循全面身心健康的原则,在运动处方的制订和实施中,应注意维持人体生理和心理的平衡,以达到"全面身心健康"的目的。

343. 制订运动处方的程序是什么？

运动处方的制订应严格按照运动处方的制订制度进行,首先应对参加锻炼者或病人进行系统的检查,以获得制订运动处方所需要的全面资料。

运动处方的制订程序包括:一般调查、临床检查和功能检查、运动试验及体力测验、制订运动处方、实施运动处方、运动中的医务监督、运动处方的修改等步骤。

344. 制订运动处方的一般调查内容有哪些？

通过运动处方的一般调查可了解参与锻炼者或病人的基本健康状况和运动情况,一般调查应包括:询问病史及健康状况,了解运动史,了解健身或康复的目的,以及了解社会环境条件等。

(1) 询问病史及健康状况应包括:既往病史、现有疾病、家族史、身高、体重、目前的健康状况、疾病的诊断和治疗情况,女性还须询问月经史和生育史。

(2) 了解运动史,指在一般调查中应了解参与锻炼者和病人的运动经历、运动爱好和特长、目前的运动情况(是否经常参与锻炼、运动项目、运动量、运动时间、运动中后期的身体反应等)、在运动中是否发生过运动损伤等。

(3) 了解健身或康复的目的,指应了解参与锻炼者的病人的健身或康复的明确目的及对通过运动来改善健康状况的期望等。

(4) 了解社会环境条件,指应了解参与锻炼者或病人的生活条件、工作环境、基本的经济状况、可利用的运动设施和条件、有无健身和康复指导等。

345. 制订运动处方的运动系统检查有哪些？

(1) 肌肉力量的检查和评定:① 肌肉力量的检查和评定的主要方法有:手法肌力试验、器械测试和围度测试等。② 肌肉力量耐力的测试:可通过肌肉重复某动作次数或持续的时间来间接表示肌肉的力量耐力。③ 肌肉力量检查的注意事项包括:a. 在测试前须做好简单的准备活动;b. 测试的姿势和位置要正确;c. 测试动作要标准化;d. 应避免在运动后、疲劳时或饱餐后进行肌肉测试。④ 肌肉力量评定的注意事项包括:a. 若采用不同的测试方法,则其结果不同,缺乏比较性;b. 进行每次肢体肌力的测试时,须做左右对比(因健康肢体的肌力,也有个体差异及生理性波动),一般两侧差异大于 $10\% \sim 15\%$ 时有意义。⑤ 肌肉力量检查的禁忌症包括：a. 有高血压或心脏病的患者，慎用肌力测试；有较严重心血管系统疾病的患者，禁用肌力测试；b. 运动时有肢体疼痛、运动系统慢性损伤等，进行肌力测试时应谨慎，有严重疼痛、积液、急性运动损伤等，禁用肌力测试；c. 关节活动度受限时，只做等长或短弧等速的测试。

（2）关节活动度（ROM）的检查：关节活动度是评定肢体运动功能的基本指标和评定关节柔韧性的指标。① 主动 ROM 检查和被动 ROM 的检查：主动 ROM 检查是指患者主动活动关节时 ROM 的大小，被动 ROM 检查是指在步态下进行正确的诊断。② 摄影分析：用摄像机将步态拍摄下来，选择其中的关键画面进行分析，用此方法可保存步态的资料，便于进行前后对比。③ 步态分析室分析：由三维测力仪、调整摄像机、录像机、解析仪、肌电图仪、计算机、气体分析仪等设备组成的步态分析室，可对步态进行综合的分析评定。

346. 制订运动处方有关心血管系统的检查有哪些？

心血管系统的检查包括：静态检查和动态检查。常用的心血管系统的指标有心率、心音、心界、血压、心电图等。心血管系统的功能检查一般采用定量负荷试验，常用的有台阶试验、一次负荷试验、联台机能试验、PWC170 等。

（1）心率：正常的窦性心率为 60～100 次/分钟。心率超过 100 次/分钟，称为心动过速；心率低于 60 次/分钟，称为心率过缓（经过系统训练的运动员的心率常低于 60 次/分钟，是心功能良好的表现，称为心动徐缓）。

（2）心音：心脏在一个心动周期内，可以产生 4 个心音。正常情况下，一般检查心脏时能听到第一心音和第二心音。在检查少年儿童的心音时，常可听到第三心音，而成人出现第三心音时，属于病理性的可能性较大。在对婴幼儿和中老年人的检查中，心脏正常时有时可听到第四心音。心脏出现异常的声音为心脏杂音。在心脏舒张期出现杂音，常表示心脏有器质性病变。在心脏收缩期出现的杂音，可分为生理性杂音和病理性杂音 2 类，生理性杂音在少年儿童中较多见。出现心脏杂音时，应进行进一步的检查，以确定心脏杂音的性质和分级。

（3）心界：常采用 X 线测量的方法，在胸片上测量心脏的横径、纵径和宽径，可用以下公式计算：

实测心脏面积（cm²）=0.7019×纵径×宽径+2.096

预计心脏面积（cm²）=0.6207×身高（cm）+0.6654×体重（kg）-42.7946

用心脏实测面积与心脏预计面积比较,若超过预计心脏面积的 10％以上时,认为有心脏肥大的现象。出现心脏肥大的现象,应进一步进行检查。

(4) 心电图:心脏的特殊激动传导过程可以通过心电图仪,将每一心动周期中的生理电流的变化记录下来。通过对心电图上的各种波的分析,判断心脏的功能。

(5) 血压:健康成人的收缩压为 12～17.3 kPa(90～130 mmHg),最高不超过 18.7 kPa(140 mmHg);舒张压为 8～11.3 kPa(60～85 mmHg),最高不超过 12 kPa(90 mmHg);脉压差为 4～5.33 kPa(30～40 mmHg)。

(6) 定量负荷试验:有台阶试验、一次负荷试验、联合机能试验、PWC170 等。

347. 制订运动处方有关呼吸系统的检查有哪些?

呼吸系统的功能检查包括:肺容量测定、通气功能检查、呼出气气体分析、屏气试验、日常生活能力评定等多方面。常用的指标如下:

(1) 肺活量:肺活量是测定肺容量最常用的指标,是指深吸气后,最大呼气时的气量。正常值为男性 3470 mL,女性 2440 mL。

(2) 5 次肺活量试验:让受试者连续测量 5 次肺活量,每次间隔 15 秒(呼吸时间在内),记录每次肺活量的结果。5 次肺活量值基本相同或有增加者为机能良好,逐渐下降者为机能不良。

(3) 肺活量运动负荷试验:先测安静时的肺活量,然后进行定量负荷运动,运动后即刻测量肺活量,共测 5 次,每 1 分钟测 1 次,记录测量结果。评定方法同 5 次肺活量试验。

(4) 时间肺活量:时间肺活量也称用力呼气量,是指一次深吸气后,快速用力将气体呼入肺量计内,记录呼气曲线并计算出呼气总量以及时间肺活量。正常第 1 秒时间肺活量低于 70％,老年人低于 80％,则表示有气道阻塞。

(5) 最大通气量:指单位时间内所能呼吸的最大气量,反映通气功能的潜力。测定时让受试者快速深呼吸 15 秒,测定其通气量,乘以 4 为每分钟的最大通气量。正常值男性为 104 L,女性为 82 L。

(6) 闭气试验:让受试者安静、处于坐位,分别测量深吸气后的闭气时间和深呼气后的闭气时间,记录结果。正常时,吸气后的闭气时间,男性为 40 秒左右,女性为 25 秒左右;呼气后的闭气时间,男性为 30 秒左右,女性为 20 秒左右。

(7) 呼吸气体测定:通过呼吸气体分析仪,测定通气量、摄氧量、二氧化碳排出量等各项气体的代谢指标。

348. 制订运动处方有关神经系统的检查有哪些？

（1）自主神经系统的功能检查：① 卧倒-直立试验，是让受试者卧床休息 3 分钟后，测 1 分钟的心率，然后站立，再测 1 分钟的心率，比较前后 2 次的心率。正常时心率数每分钟增加 12～18 次，若超过正常值，表示交感神经兴奋性增强；若增加次数在 6 次以下，表示交感神经兴奋性减弱。② 直立-卧倒试验，是测受试者安静时 1 分钟的心率，然后让受试者缓慢躺下，15 秒后再测 1 分钟的心率，比较前后 2 次的心率。正常时心率数每分钟减少 6～10 次。若超过正常值，表示迷走神经兴奋性增强。

（2）视、听、位、味觉及体表感觉神经功能检查：① 视神经检查包括视力检查（远视力和近视力检查）、视野检查、眼底检查等；② 听觉神经检查包括一般听觉神经检查、空气传导检查、骨传导检查、骨传导检查等；③ 位神经检查可采用"双指（臂）试验""指鼻试验""转椅试验"等；④ 味觉检查包括对酸、甜、苦、咸等味道的检查；⑤ 皮肤感觉检查包括对皮肤的痛觉、触觉、温度觉等浅感觉的检查。

（3）反射：① 浅层反射，指刺激皮肤或黏膜而引起的反射。常用的有角膜反射、腹壁反射、足趾反射等。② 深层反射，指常见的深层反射有二头肌腱反射、三头肌腱反射、桡骨骨膜反射、膝腱反射、跟腱反射等。

（4）神经肌肉功能检查在康复医学中有重要的意义，包括坐位平衡、移动平衡、站立平衡、日常生活技巧、步行检查等。

此外，还应包括肾功能检查、肝功能检查、代谢功能检查等。

349. 什么是运动试验？

运动试验是评定心脏功能、制订运动处方的主要方法和重要依据。运动试验的选择应根据检查的目的和被检查者的具体情况而定。目前，最常用的运动试验是通过逐级递增运动负荷的方法测定，测定时采用活动平板（跑台）和功率自行车。递增负荷运动试验（简称 GXT），是指在试验的过程中，逐渐增加负荷强度，同时测定某些生理指标，直到受试者达到一定运动强度的一种运动耐量试验。

350. 运动试验的应用范围有哪些？

运动试验的应用范围有以下几种：

（1）为制订运动处方提供依据。运动试验能为制订运动处方提供定量的依据。运动试验还能提高在运动处方实施中的安全性。

（2）用于冠心病的早期诊断。运动试验（用心电图监测）是目前最有意义的诊断冠心病的无创伤性检查方法之一，其敏感性可高达到 $60\%\sim80\%$。

（3）评定冠心病的严重程度及心瓣膜疾病的功能。运动试验（用心电图监测）可作为半定量指标用于评定冠心病的严重程度及预后。运动试验可用来评定心瓣膜疾病的功能。

（4）评定心脏的功能状况。运动试验是评定心脏功能状况的有效方法。

（5）评定体力活动能力。运动试验可用于评定体力活动的能力。

（6）发现运动的诱发的潜在的心律失常。运动试验可用于发现运动诱发的心律失常，其检出率比安静时的检查高 16 倍。

（7）评定治疗效果。运动试验的重复性较好，可用来作为康复治疗效果的评定指标。

（8）其他运动试验可用在观察运动反应的科研中，用于筛选特殊职业的人员等。

351. 运动试验常用的器材是什么？

运动试验常用的器材有活动平板（跑台）和功率自行车。

（1）活动平板（跑台）：是一种改变坡度和速度的步行器。活动平板运动试验最常用的是 Bruce 方案，即让受试者在活动平板上行走，每 3 分钟增加一级负荷（包括速度和坡度），共分七级，运动中不休息。运动中连续用心电图监护。

（2）功率自行车：是让受试者连续蹬功率自行车，逐步增加蹬车的阻力而增加运动负荷，共有 7 级运动负荷，每级运动 3 分钟。在测定的过程中，连续用心电图监测，并定时测量血压。

352. 运动试验的禁忌症有哪些？

运动试验的禁忌症有以下几种：

（1）严重的心脏病（如心力衰竭、严重心律失常、不稳定的心绞痛和肌肉梗死、急性心肌炎、严重的心瓣膜病等）；

（2）严重的高血压；

（3）严重的呼吸系统、肝、肾疾病，贫血及内分泌病等（如严重的糖尿病、甲亢等）；

（4）急性炎症、传染病等；

（5）下肢功能障碍、骨关节病等；

（6）精神疾病发作期间。

353. 在运动试验中，什么情况下应立即中止运动？

在运动试验中，出现以下症状应立即中止运动。

（1）运动负荷增加，而收缩压降低；

（2）运动负荷增加，而心率不增加或下降；

（3）出现胸痛、心绞痛等；

（4）出现严重的运动诱发的心律失常；

（5）出现头晕、面色苍白、出冷汗、呼吸急促、下肢无力、动作不协调等症状；

（6）受试者要求停止运动。

354. 运动试验有哪些注意事项？

运动试验的注意事项有以下几点：

（1）避免空腹、饱餐后即刻进行运动试验；

（2）运动试验前 2 小时禁止吸烟、饮酒；

（3）试验前停止使用影响试验结果的药物，如因病情需要不能停药的，在分析试验结果时应充分考虑药物的影响因素；

（4）运动试验前一天不进行剧烈的运动；

（5）运动试验前休息 0.5 小时左右。

355. 为什么要制订运动处方？

大量的研究证明，运动与免疫力息息相关，长时间不运动或者久坐会降低人体的免疫力。研究表明，有规律的中等强度运动会使上呼吸道感染风险降低，并且增加机体的免疫能力，而大强度运动、一次剧烈的运动都会增加上呼吸道感染的风险，同时降低机体的免疫力。

356. 制订运动处方的大致过程是什么样的?

首先,由运动医学教授和专家为受试者进行一般的身体健康指标,如身高、体重、心率、血压、心电图、体脂率、血尿化验等检查。再通过填表调查及询问,确定心脏发病危险性的高低、对身体个性进行评定,并按照受试者自己登记的饮食情况,计算他们的饮食结构是否合理。然后,在心脏专家的直接参与下,进行专门的"递增负荷运动试验"。这是利用功率车,或固定跑台检查心脏"功能能力"的一种试验方法。每2~3分钟增加一次蹬车或跑步的负荷,同时测定、观察受试者的心率、血压、心电图等变化,直到测出他们所能达到的最大强度。最后,专家们就可以像医生给病人开处方一样,告知受试者,最适合他们的锻炼项目是什么,运动的强度应当多大,运动时心率维持在多少,每日锻炼多长时间,每周最好锻炼几次等,这就是运动处方。经过1~2个月的锻炼之后,请受试者回来进行复查,按照心脏功能能力提高的情况,为他们修改运动处方,然后继续保持锻炼,过一段时间后再做相应的调整。

357. 我国运动处方开展情况如何?

在我国全民健身中,运动处方还没有充分发挥作用。其实,运动处方可以指导人们采用最适合的锻炼项目,以最适当的运动强度(中等强度或低强度)和活动时间,达到提高机体免疫力及心脏功能的目的。随着我国人民生活水平的提高,饮食习惯的改变,主食消耗量下降,副食消耗量提高;上楼有电梯,出门有汽车,办公有电脑,身体活动量减少;再加上竞争机制加强,工作时精神高度紧张。这些都是与生活方式有关的心脑血管疾病的诱发因素。加强体育锻炼,是除饮食习惯、心情舒畅之外,预防这类疾病的一个重要措施。要想科学地进行锻炼,运动处方是不可缺少的。

不科学的运动将导致一些错误的运动认识及错误的运动习惯、动作,不仅达不到健身效果,而且有可能对身体造成伤害。不是所有的运动都能健身,也不是运动了就能健身。没有专业的指导,有些时候运动并不等于健康。运动是良医,科学是关键。选择运动方式亦是因人而异的。不同需求、不同生活环境和不同身体素质的人,选择的运动也不尽相同。总之,科学合理且又符合自身条件的运动才能达到最佳效果。运动处方对科学运动具有指导性,应当在我们身边普及。

358. 在疫情期间,运动员以及平时经常坚持锻炼的人是否可以进行大强度、大运动量的运动呢?

　　运动员以及平时经常坚持锻炼的人和普通人一样也会因为运动负荷过大而导致上呼吸道感染的概率增加,甚至还可能会高于普通人群。运动时间长、累计时间过多的大运动量训练,如耐力训练,同样会造成免疫力降低。

359. 疫情期间可以和平时一样做一些高强度的运动吗?

　　一次高强度间歇训练(HIIT)就可暂时扰乱免疫系统,尽管由于运动时及运动后应激激素的激增,但还是会导致循环中免疫细胞分布的改变,增加炎性细胞因子,甚至在 2 周内都不会改变。相比中等强度的持续性练习(MCT),高强度间歇训练(HIIT)并不能提高机体的白细胞计数(LE)、嗜中性白细胞计数(NE)、单核细胞计数(MO)以及淋巴细胞计数(LY),尽管高强度间歇训练能对减肥、节约时间成本起到良好的效果,但是对提高机体的免疫能力帮助不大。因此,在疫情期间,高强度的运动(如 Tabata 训练、举铁等)要少做或者不做。

360. 疫情期间是否可以进行肌肉力量训练呢? 这么做可以提高我们的免疫力吗?

　　对肌肉力量的训练可以提高机体的调节免疫过程和炎症反应。肌肉力量训练可以帮助我们增强抗病毒的能力,但是要注意运动强度和运动量。科学的运动才能提高体能,增强免疫力,从而有效预防病毒。

361. 疫情期间的运动处方应如何制订?

　　(1) 运动前的评价:运动前一定要对自己的身体做一个评价,判断是否患有慢性疾病(如高血压、心脏病、高血脂、冠心病、高血糖、哮喘、慢性支气管炎、肝炎、肿瘤、癌症等)和急性疾病(如呼吸道感染、流感、冠状病毒等传染性疾病、出血、骨折等)以及任何的身体不适,如果存在这些方面的疾病,请遵医嘱进行锻炼。

　　(2) 热身运动:运动前应该进行 3～5 分钟动力性的热身运动,比如原地慢跑,上肢和下肢的伸展练习,核心区的旋转练习,脚步的前后左右移动等。热身运动有助于增加活动肌肉群的血流量,降低肌肉和关节的黏性阻力,增强肌肉的协调能力和力量。

（3）运动类型：主要推荐2种类型的运动，即中等负荷的有氧运动和力量训练。以柔韧、平衡、灵敏等其他运动为辅。利用家庭的环境和现有的条件安排活动（如利用桌椅、水桶、水瓶、球拍、各种球类、箱子、绳子、毽子、跑步机、弹力带、瑜伽球、墙壁、楼梯等）。可以选择在家来回快走或者原地慢跑、地上爬行、爬墙、爬楼梯、跑步机慢跑或者快走。自身重量的力量练习（如原地半蹲跳、俯卧撑、俯卧跪撑、半蹲起、弓箭步起、仰卧起坐、两头起、旋转仰卧起坐、俯卧背伸、单腿蹲、提踵、平板支撑、推墙等）；抗阻练习（如利用凳子、箱子、水桶、水瓶、弹力带等进行负重练习）。还可以选择太极、五禽戏、广播体操、有氧健身操、瑜伽、舞蹈、踢毽子、跳绳、搏击操、跳方格、各种球类的步法练习、挥拍（杆）练习（网球拍、羽毛球拍、高尔夫球杆、乒乓球拍、壁球拍、棒垒球棒等）。

有氧练习和力量练习已经被世界权威机构公认对人体健康和免疫力的提高有很大的帮助。这是因为：① 有氧训练已经被认为人体的第五大生命特征（呼吸、脉搏、血压、体温、有氧能力）。有氧训练能够增强免疫能力、促进心血管健康、降低血压、调节血糖、预防和减少哮喘、减少慢性疼痛、促进睡眠、保持体重平衡、调节心情、降低摔倒风险，且安全性强、简便易行。② 肌肉力量训练也被证明可以预防很多慢性疾病，如肺部疾病、心血管疾病、高血压、骨关节炎、癌症、阿尔茨海默病、糖尿病、外周血管疾病、脑卒中等。

（4）运动强度：中等强度（运动心率在最大心率的64%～76%范围内，RPE为4～6级）；中等速度（向心1～2秒，离心1～2秒，向心：肌肉收缩靠近身体中心，肌肉用力；离心：肌肉收缩远离身体中心，动作还原）。

（5）运动量：① 运动持续时间，是指每次运动达到或接近30分钟，持续运动根据个人体质情况选择10～30分钟（适应后可增加持续时间，不要超过30分钟）；间歇运动按照运动类型进行成组安排，每组时间可以安排0.5～5分钟。每周累计达到或接近150分钟的中等强度的有氧运动，累计达到或接近60分钟的中等强度的力量练习。② 运动频率，是指每周5次中等强度的有氧运动；每周2次非连续日的中或小强度的肌肉力量练习，重点针对大肌肉群（比如臀部、肩部、腿部、背部、胸部、腹部等），进行4～6个多关节练习，每个练习2～3组，每组15～25次（基础条件差则可以做10～15次），练习应该有控制地进行，以中等速度进行向心（动作用力时）1～2秒，离心（动作还原时）1～2秒。③ 运动负荷重量建议采用自身体重、中等或小重量的阻力负荷进行练习（占1RM的30～50%，1RM为最大能完成

1次的重量。也可以自己进行估算,如举起一个水桶,在举10次后无法再举起,则说明这个重量最大能举起10次,无法安排15~25次的练习,需将水倒掉一部分),可以在适应重量后进行适当递增(2次练习反复次数超过1~2次,负荷可以适当增加2%~10%),疫情期间不建议使用大重量负荷,以及高强度的爆发力练习。

(6)休息时间:力量练习每组休息1~2分钟,每种练习结束后,休息2~3分钟;有氧运动采用间歇训练时,休息时间视每组的运动时间来安排,运动时间和休息时间为1:1。(如果体力不支,需适当增加组间休息时间,1:1.2或1:1.5)。休息时不要立刻静止坐下休息,应采用活动性的休息。

(7)运动后放松与拉伸:运动结束后不应立即停下,应该进行拉伸与放松运动,可以改善肢体局部血液循环和神经肌肉紧张,放松主动肌和拮抗肌,减轻肌肉酸痛,消除疲劳。运动后可以在家慢走2分钟,然后再进行3~5分钟的静力性的拉伸练习,每个动作保持20~30秒。可以使用按摩棒或者圆形球(网球、高尔夫球)进行肌肉滚动,缓解疲劳后,再进行温水浴。要注意保暖,防止受凉。

(8)运动原则及注意事项:① 疫情期间的运动与平时的运动应该区别对待。② 运动要循序渐进,同时也要有规律性。③ 运动类型及动作的选择应该多样性、多向性和全面性。④ 运动要自觉主动、持之以恒。⑤ 运动要选择适宜负荷和适时恢复,不可过度疲劳。⑥ 劳逸结合,保证充足的睡眠时间,注意营养摄入,吃动平衡。⑦ 运动时要注意呼吸以及练习的顺序。不要憋气,离心运动(动作还原)时吸气;向心运动(用力)时呼气。先练大肌群,后练小肌群;先多关节练习,后单关节练习。⑧ 运动过程中如果出现疼痛,应该立刻停止。⑨ 保持乐观心态,自信。

362. 针对呼吸系统疾病的运动处方应如何制订?

(1)运动目的:① 提高呼吸系统的控制和调节功能;② 增强血液循环系统机能,减轻病症;③ 降低呼吸肌的紧张状态,掌握有节奏的深呼吸;④ 改善呼吸姿势,增大肺通气量;⑤ 提高对日常负荷的适应能力,增强体质。

(2)运动形式:① 有氧运动(步行、慢跑、走跑交替、呼吸操等);② 伸展柔韧性训练(各关节的牵拉);③ 传统养生法(八段锦、太极、养生气功等);④ 功能训练。

(3)运动强度:运动强度一般应为中、低等强度,负荷应循序渐进,需根据个体实际情况来定,量力而行。

(4)运动时间:根据运动训练的适宜负荷和运动处方的安全性原则,运动时间应考虑运动强度因素,一般可持续 15～60 分钟。此外,训练初期每次的运动时间应该减少,也可以分几次间歇运动,待身体适应后再逐渐地增加。

(5) 运动频率:一般每周锻炼 3～5 次或者是隔天 1 次为较适宜的频率。

(6) 注意事项:① 循序渐进,持之以恒,若出现呼吸困难应减低运动负荷;② 避免过长的等长收缩及向心收缩时间;③ 禁忌体位改变过快的运动项目,建议站姿或坐姿运动;④ 呼吸必须自然、匀长,不可屏息和憋气;⑤ 加强训练前的准备和训练后的放松活动,并做好医务监督。

363. 运动时可以戴口罩吗?

大部分的运动需要充足的氧气支持,口罩则会阻挡呼吸道内氧气的增加,尤其是儿童的心肺功能没有完全发育好,运动时戴口罩容易造成呼吸疲劳,出现大脑供氧不足的情况,可能会造成休克,严重时会导致猝死。所以,建议在运动时不要佩戴口罩,并选择在空旷的场地运动,远离人群聚集的地方。

364. 运动是有百益而无一害的吗?

运动对心肺功能、肌肉骨骼的强壮有一定的帮助,但是体能消耗以及对某一器官过度使用也会造成器官的过度使用性的损伤。因此,在锻炼的时候,应避免单纯某一个姿势动作,遵守运动的规则,不要造成恶意的损伤。运动是把"双刃剑",运动处方需因人而异。现在大多数医生都会叮嘱患者多做运动,但是具体的运动内容和运动强度患者难以自己把握。通过运动处方,则可以挑选出适合患者的运动,对疾病采取治疗,对普通人起到增强体质、预防疾病的效果。